王新舜名老中医学术思想及经验荟萃

主　编　曹宝国
副主编　王新舜　张建成　马育鹏
　　　　王　恒　杜玉祥　马　琳
编　委　王国泰　张天明　路亚明
　　　　唐景荣　朱小永　董荣彦
　　　　李　青

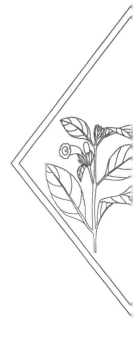

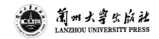
兰州大学出版社
LANZHOU UNIVERSITY PRESS

图书在版编目（ＣＩＰ）数据

王新舜名老中医学术思想及经验荟萃 / 曹宝国主编
. -- 兰州：兰州大学出版社，2021.6
ISBN 978-7-311-06003-9

Ⅰ．①王… Ⅱ．①曹… Ⅲ．①中医临床－经验－中国
－现代 Ⅳ．①R249.7

中国版本图书馆CIP数据核字(2021)第121832号

责任编辑 郝可伟 宋 婷
封面设计 马晓伟

书　　名 **王新舜名老中医学术思想及经验荟萃**
作　　者 曹宝国 主编
出版发行 兰州大学出版社 （地址:兰州市天水南路222号 730000）
电　　话 0931-8912613(总编办公室) 0931-8617156(营销中心)
　　　　　0931-8914298(读者服务部)
网　　址 http://press.lzu.edu.cn
电子信箱 press@lzu.edu.cn
印　　刷 西安日报社印务中心
开　　本 710 mm×1020 mm 1/16
印　　张 11.75(插页2)
字　　数 167千
版　　次 2021年6月第1版
印　　次 2021年6月第1次印刷
书　　号 ISBN 978-7-311-06003-9
定　　价 29.00元

（图书若有破损、缺页、掉页可随时与本社联系）

序

　　王新舜先生是一位温良恭俭、儒雅睿智的名老中医，也是我非常尊敬的前辈长者。他从医近60年，勤奋好学，治学严谨，学识渊博，皓首穷经，深思博记，善于总结，积累甚多。他中医功底深厚，经验丰富，善于临床辨证，疗效显著；他德高望重，虽届耄耋之年，仍然担任了国家中医药管理局确定的"王新舜全国名老中医药专家传承工作室"专家，为中医药事业的传承做出了很大的贡献，为把中医药事业发扬光大，他带教高徒，诲人不倦。

　　王老先生早年从事西医临床，20世纪70年代末考入甘肃省第六期西医离职学习中医班学习深造，得到时任西中班著名专家于己百、张涛清、窦伯清、席梁丞、尚坦之、吴正中、裴正学等的教诲，获益良多，从此走上了中医之路。经过多年辛勤耕耘，收获良多，编撰专著两部，发表学术论文十余篇。他是第三批全国老中医药专家学术经验继承工作指导老师。他曾先后任天水市第二人民医院院长、第三人民医院院长、天水市中医医院副院长。

　　王新舜先生临床中善用哲学思维，注重整体观及辨证论治，重视中医经典的学习传承，善于应用经方，主张中西医并重，优势互补。王新舜先生在临床实践中形成了自己独特的学术思想，其特点明显。他倡导现代中医应当传统文化与现代科学相结合，勤求古训，博采众方，师古而不泥古，体现古今合璧，既传承精华，又能与时俱进，体现了科学发展的中医现代化理念。

值其亲传弟子曹宝国先生编撰的《王新舜名老中医经验荟萃》一书成稿付梓之际，得以先睹为快，甚感荣幸。从书中可以看出王新舜先生擅长治疗内科疾病，如对呼吸系统的咳嗽、喘病，他认为这两种疾病多为风邪犯肺所致，中医辨证治疗当以温散风寒、润肺化痰为主，常用的方剂是杏苏散合麻杏石甘汤加减化裁。对于心血管系统的胸痹心痛和心衰病，他认为这两种疾病以脾土不运引起胸阳不宣、气滞血瘀为主要病机，中医辨证治疗当以健脾温阳、行气活血为大法，常选瓜蒌薤白半夏汤和丹参饮为基础方。对于消化系统的胃脘痛、痞满、呃逆（慢性胃炎），中医辨证论治当以脾胃气虚为主要病机，治疗方剂选用香砂六君子汤为主方加减。对于肾脏疾病中常见的水肿（慢性肾炎），他认为根据辨证原则，应该分别从温补肾阳、健脾行水、活血化瘀、清热解毒利水法进行辨证论治。对于内分泌系统的糖尿病，中医辨证为消渴病，他认为该病的证型常分为阳明热盛、肾阳亏损、病久入络三种证型，选方用药最常选用人参白虎汤、金匮肾气丸、生脉散、增液汤等方剂治疗。对于风湿免疫和结缔组织病多采用消风除湿、宣痹通络止痛的原则进行论治，所选桂枝芍药知母汤加减除了治疗结缔组织病中的痹症（类风湿性关节炎、风湿性关节炎）外，还推而广之，延伸到其他结缔组织病的治疗，如系统性红斑狼疮、硬皮病、雷诺氏病等等。诸如此类案例，在书中比比皆是。

本书从学术思想、学术经验及医案三部分，全面总结介绍了王老先生数十年积淀的医疗经验。纵览全书，内容丰富，思路独特，特色鲜明，经验可贵，文笔流畅，深入浅出。本书的出版对中医、中西医结合临床工作者具有指导意义。尤其对于初学中医者，从中可以找到自学中医的钥匙，具有非常重要的意义。常言道："长江后浪推前浪，世上新人赶旧人"，这是社会进步的必然规律，也是中医药学发展的必然规律。相信祖国医学在今后会继续不断地发展壮大，在传承与创新中繁荣昌盛。

今受曹宝国先生之请为此书作序，作为晚辈，对王老先生这位杏林前辈和曾经的老领导怀有高山仰止之情，又且学识浅薄，何能为此书作序？然细思能为王老这样的杏林前辈的学术经验与临床经验荟萃一书作序，又该是多么大的荣耀啊，故不揣浅陋，勉为之序，然"书不尽言，言不尽意"，此之谓也。

葛健文

2020年9月1日

前言

王新舜先生是第三批全国名老中医药专家学术经验继承指导老师，他在近60年的临床诊疗工作中，形成了自己独有的学术思想。本书一是保留、弘扬王老的学术思想及临床宝贵经验；二是作为天水市中医传承教育的重要资料。总之，本书的出版旨在促进、提高、发展天水市的中医药事业及水平。

本书客观、真实地总结和反映了王新舜先生的学术观点和临床经验，希望能对广大中医和中西医结合医师的临床工作有参考价值。本书在内容组织安排上采用了比较新的形式——学术思想、临床经验总结及医案精选。第一章介绍王新舜的学术思想，目的是使读者能够较为全面地了解和认识王新舜先生在中医学领域的主导思想、学术特点、诊疗疾病的总体思路和方法。第二章是临床经验，目的是使读者进一步认识王新舜先生诊治疾病的具体临床经验，涉及领域，临床选方用药的特点。第三章再通过典型医案精选，对每一个经典案例进行辨证分析，对处方、用药进行了说明，使第一、二章的内容能够更具体、灵活地应用于临床并得到升华。

本书适合从事中医临床、基础、预防、教学等方面的老师及同学使用，还希望各位中医传承者能够取各家之所长，将中医继续发扬光大。

值此成书之际，我们要感谢天水市中医医院的领导在第三批全国名老中医传承工作室建设当中自始至终的支持、关心和帮助；感谢传承工作室成员为本书的编撰付出的艰辛努力。最后，感谢兰州大学出版社的编辑为本书出版工作的辛勤付出。

王新舜先生学术思想及经验内容丰富，在我们征集、整理医案的过程中得到了大家的鼎力支持和极大的帮助，但由于时间仓促，书中难免有不足、疏漏之处，敬请各位读者多提宝贵意见。

编　者

2020年9月2日

目录

第一章　王新舜学术思想　　　　　　　/ 1

第二章　王新舜临床经验　　　　　　　/ 19

第三章　王新舜医案精选　　　　　　　/ 37

第一节　胸痹心痛　　　　　/ 37

第二节　心衰病　　　　　　/ 41

第三节　心悸病　　　　　　/ 47

第四节　中风病　　　　　　/ 52

第五节　眩晕　　　　　　　/ 57

第六节　头痛　　　　　　　/ 63

第七节　淋病　　　　　　　/ 72

第八节　水肿病　　　　　　/ 76

第九节　消渴病　　　　　　/ 81

第十节　咳嗽　　　　　　　/ 95

第十一节　发热　　　　　　/ 102

第十二节　哮病　　　　　　/ 116

第十三节　肺胀　　　　　　/ 120

第十四节　胃脘痛病　　　　/ 127

第十五节　痞满病　　　　　/ 141

第十六节　鼓胀病　　　　　/ 147

第十七节　腹泻　　　　　　/ 153

第十八节　便秘　　　　　　/ 159

第十九节　郁证　　　　　　/ 163

第二十节　不寐　　　　　　/ 170

第一章

王新舜学术思想

一、善用哲学思维，注重整体观和辨证论治

中医学是我国传统文化的瑰宝，是所有中国人为之骄傲与自豪的国粹。它历史悠久，博大精深，取之不尽，用之不竭。中医中药学需要我们从事医学专业的人员精勤不倦，专心致志，用毕生精力去学习、发掘、研究、创新和不断发展。

王新舜先生认为，中医学的形成，是我国人民群众长期与疾病做斗争的过程中总结出来的。它植根于中国古代传统文化，是融文、史、哲于一体的产物。中医学是通过对疾病发生、发展、转归的细致和系统的观察，结合对与疾病相关的宇宙、自然、人文变化的理解，领悟并总结而逐渐形成的，这一切都源于人类防御疾病的实践经验，它在方法学上属辩证法，认识论上属唯物论。

中医起源于约公元前5世纪至公元前4世纪，当时我国正处在奴隶社会向封建社会过渡的变革时期，与生产资料所有制的改革相适应，医学冲破了神权和天命思想的束缚，终于与巫分家，形成了自己独特的理论体系。作为四大经典之一，也是最早的医学理论著作的《黄帝内经》

就是在这个时期初步形成的。在此后的2000多年里，我国一直处在封建社会，经济上以个体农业和分散工业为主体的经济基础给医学的发展提供不了现代化的研究条件，因此，人们在从事临床工作时，能凭借的只有患者的主观感觉和疾病的外在表现，还有从事医学临床工作者的思维、判断、推理和综合分析能力。王新舜先生的论述让我们明确了中医学形成和发展的社会背景和历史条件，对我们学习和认识中医学的整体观有很大的帮助。

中医学最大的特点和优势是整体观念和辨证论治。中医学认为人体是一个有机整体，人体和自然界具有统一性，即"天人相应"。中医学从《黄帝内经》开始就形成了较为完整的整体观，从阴阳、五行学说的观点，系统阐述了人体的统一性、联系性和完整性，体现出"宏观"和"整体观"的特点。

辨证是诊断疾病的关键，是理、法、方、药的基础，是治疗疾病的关键所在，辨证要求"以理而立法，以法而拟方，以方而遣药"，要求理、法、方、药一定要统一。

中医辨证论治是诊断和治疗疾病的重要原则，也是中医学的特点和精华。中医主要的辨证论治法则包括八纲辨证、脏腑辨证、卫气营血辨证、三焦辨证和六经辨证等，形成了中医学临床辨证论治的主要框架，使中医学展示出自己独特的理论体系。

"辨证"是探知病因病机、证候的总和，因此"辨证论治"与西医单纯的对点疗法有很大的不同。西医的生理病理是实验研究的结果，而中医的病因病机是以临床证候为基础。所以，中医的"证"和西医的"病"有很大的差异。

在辨证论治方面，王新舜先生认为很多疾病千变万化，但都能从阴阳消长平衡、正邪相争的规律中，确定治疗原则和方法，重新建立"阴阳平衡"的状态。他喜欢将多种辨证方法灵活运用。有些疾病局部有形症可见，临床中很容易忽视整体，忘却辨证，只重视专方专药的应用，容易造成误诊误治，所以，在临床工作中，要特别重视整体观和辨证论治，才能做到诊断和治疗准确无误。

二、注重中医经典，善用经方

经方是中医学之瑰宝，方剂组成简练，临床疗效确切，由此升华而出的理论，形成了中医辨证论治的核心。

王新舜先生非常喜爱中医经典著作，比如《黄帝内经》《伤寒论》《金匮要略》和《温病条辨》组成的中医四大经典，王老总是爱不释手，几乎能做到背诵如流，从而奠定了坚实的中医功底。另外，王新舜先生也非常钟爱四书五经，也彰显了他学术素养深厚的根源所在。

王新舜先生教导我们要认真学习中医典籍，特别是中医经典著作，阅读书籍要有一定先后次序，循序渐进，要求我们先认真学习《黄帝内经》，然后研读《伤寒论》《金匮要略》，而后读《温病条辨》《医学心悟》《医方集解》等书。先生认为读书贵在精，特别是中医经典著作更要精读，对各家学派不要心存偏见，要博采众长，为我所用。

学习中医经典，贵在细细揣摩，在临床中多实践，并不断总结，才能学有所成。对此，我们深受启发，获益匪浅。如果临床中遇到疗效欠佳者，一定要反复查阅经典，从中吸取经验，同时借助目前先进的检测设备，进一步明确病因病机和诊断，不断修正治法方药，定会获得良好效果。

王新舜先生深谙仲景之书，善于运用经方，对中医经典著作滚瓜烂熟，并且对方药也进行深入研究，反复琢磨对照，对中医经典著作原意或者各种观点，都有自己之真知灼见。先生毕生所用方药中，以经方为主，善用经方是王老的一大特点。

张仲景的经典方剂和现代科学融汇，从而焕发出强大的生命力，王老推崇仲景，但是不受其限制。先生用现代观念充实了仲景学说，使其内涵和治疗范围得到了延伸。比如《金匮要略·胸痹》篇中"寸口脉沉而迟、关上小紧数"是仲景以脉测病机之行文体例，揭示胸痹是因浊阴上乘，胸阳痹阻为主要病机，胸痛气短为主要证候，先生在瓜蒌薤白白酒汤基础上加用活血化瘀类药物，临床疗效明显增加。

仲景在小青龙汤中用半夏、细辛、干姜、五味子治咳嗽与治疗腹满寒凝中用半夏、蜀椒、干姜、细辛，仅有一味药的差别，然而作用则大相径庭。王新舜先生认为前者以平喘、止咳、降逆为主，而后者以止呕、除满、温中收功。其作用的实质是以抑制胆碱酯酶从而降低副交感神经的紧张性为共性。王老经常用这一作用治疗呕逆、小便不利腹泻等，临床疗效显著，足见王老对中医经典和经方的灵活运用。

王新舜先生对中医经典著作认识很深刻，他认为《伤寒论》是总揽辨证论治的经典，《伤寒论》从仲景自序与史实来看，《五行志》说的大疫，《魏文帝》所谓疾疫，《陈思王》所谓疫气，都属于仲景所说的伤寒，可见谓《伤寒论》专论伤寒，不论温疫，则失古人著书之意。所以《伤寒论》之伤寒是广义的伤寒，它涵盖了急性热病和急性传染性疾病。如何审证，如何施治，仲景《伤寒论》言证候不言病理，证候是客观存在的，距今有一千五百多年，证候不变，出方剂而不言药性，由实践而来，有是证，用是药，具体问题具体分析，精准辨证，精准治疗。治病分三阴和三阳，病在表者，治疗应当发散解表、发散解表、祛邪外出宜用苦寒之品，如有发热症状，则宜辛温解表。表证发热，其本质是肌体抵抗病邪、邪正交争的表现，不属于里热证，所以宜辛温解表以发汗解之。中医治病的妙处在于因势利导。对于半表半里者，不可采用汗、吐、下法治疗，而应该取"和法"治疗，故宜选用柴胡剂治疗。表证不解，转经入里，病在经者宜用白虎汤之类，病在脏腑则宜用承气汤类。三阳证多"实"证。病属实者，则宜"治病留人"，这时机体抗病力强，所以可以用汗、下、和法治疗。三阴证多"虚"证，治疗宜采用"温"法，方剂宜选用四逆汤、理中汤、乌梅丸等。故三阴证的治疗是"留人治病"，治疗的重点是先保护患者，待正气转复后再进行攻邪。《伤寒论》中论证很多，方剂之化裁也多，但终不离此原则。

《伤寒论》在治疗上首先重视"扶正祛邪"。凡病不外乎虚、实、寒、热，体实邪实时，宜因势利导，祛邪外出。比如太阳病伤寒，恶寒而无汗，脉紧，体痛，呕逆，方剂选用麻黄汤辛温解表，则一剂而解，余邪无稽，是祛邪勿伤正也。如果是汗出、恶风、脉缓之太阳中风证，素体虚弱而招致外邪者，治疗则宜选用桂枝汤类，桂枝能通阳解肌，芍药敛阴，佐炙甘草以补正，大枣和生姜调和营卫，补益中气，通补兼施，顾护正气的同时祛邪外出，立法很是周到，方药甚为细密。仲景之法，三阳病治病留人，如肌体抵抗力不足，则在治病基础上加用顾护正气之品，比如白虎加人参汤等。三阴病留人治病，扶正的同时驱邪。这种护正、扶正、不伤正的治疗方法，是《伤寒论》在辨证论治、治病求本、具体问题具体分析的前提下施治的重要原则。其次，《伤寒论》中在表者则汗之，在上者则吐之，在里者则下之，不表不里则和之，汗、吐、下、和是其治疗大法。总而言之，《伤寒论》中治法无非损有余，补不足，重点在顾护人的正气。

仲景之《伤寒论》，不仅为治疗急性外感热病而设。伤寒示人先辨病再辨证脉，然后论施治，倘若掌握伤寒的内涵和外延，则可以通治慢性杂病。《伤寒论》旨在辨明空间上客观存在的"证"，同时认识在变化发展时间上的"候"，辨得了证候，治病则左右逢源，无往不利，又何止伤寒一病。

《伤寒论》的主要特点是从空间和时间上立论。仲景在空间上把病分成三阴三阳，用阴阳提示表、里、寒、热，使人执简驭繁，即六经辨证。六经是按人身体论述，太阳主外，阳明主里，少阳主半表半里。三阳都主外，三阴都主内。少阴与太阳相表里，太阳主外，少阴主里。太阴与阳明相表里，阳明主里是里中之表，太阴主里是里中之里。厥阴与少阳相表里，少阳为表，厥阴为里，少阳是全身半表半里，厥阴则是半里半表。大自然由横的空间与纵的时间交织而成，只掌握空间而忽视时间，就会看不到时间的变化。时间上的三阳传变，由太阳而阳明而少阳；三阴经的转化，太阳转少阴，阳明转太阴，少阳转厥阴，路线分明。掌握了整体的病程，则病的发展变化就了然于胸中。同时空间随着时间的变化，也有例外，因而仲景也指出了传与不传，以及并病、合病的如何认识，然后在辨病基础上再缩小范围去辨证。证如何辨？首先辨明患者当前的饮食、睡眠、脉象、舌苔，从而推究生理、病理现象，以求病变属表、属里、是热、是寒、是虚、是实，再加以分析，既注意空间的客观存在，又重视时间的现实存在，就可以应付疾患的发展变化。

学习研究《伤寒论》，应从方剂入手，方剂之祖为仲景，因而读书当从《伤寒论》《金匮要略》入手为好。仲景最讲求的是辨证论治，《伤寒论》六经标题，首揭"辨三阳三阴病脉证并治"；论中更有"随证治之""依法治之"等。在临床治疗中，则某病以某方"主之"，某病"可与"或"宜"某方，则是点明专病、专方与辨证之下随宜治之的精神。

对《伤寒论》要熟读、精读，要背诵有证有方的条文。学习和研究《伤寒论》和《金匮要略》，不仅要背诵条文，对方药、剂量、煎法也要仔细研究。

据统计，历代注疏《伤寒论》的有四百多家，仁者见仁，智者见智，我们要取其精华，弃其糟粕，我们更应该研究《伤寒论》原文，从原文下功夫，反复研读，才能辨出《伤寒论》的真味道来，这样才算是善读《伤寒论》。读《伤寒论》如此，读其他经典医籍也应如此。当然，为了拓展思路，帮助理解原著，也应该适当地参考一些注家之作。《伤寒论》注释以柯韵伯《伤寒来苏集》、尤在泾《伤寒贯珠集》为最佳，语无泛淡，不可不熟阅之。

王新舜先生认为，除《伤寒论》之外，《金匮要略》也是学好中医必读的经典著作。王老认为《金匮要略》是治杂病和慢性疾病的，书中论述三因，以专病专证成篇，题目亦揭出"辨病辨脉证治"，是在专病、专证、专方、专药基础上行使辨证论治的经典著作。专病有专方、专药。如稀痰用半夏，胶痰用皂角等，此外，热痰用天竺黄，顽痰用青礞石等。果类停食非草果、麝香不去；谷类停食非麦芽、神曲不消；肉类停食用山楂可解。治疟疾要用常山、草果。当然这还不够，若有寒热往来则用柴胡剂。什么病都要掌握虚、实两套方子，可根据辨证加减，只有熟记《金匮要略》之方药，才能精准辨证论治。

《金匮要略》的最大特点是按病用药，专病、专方、专药。例如茵陈蒿是治黄疸的专药，泻表水黄芪是主药，治疟母用鳖甲煎丸，治肠痈用大黄牡丹汤等等。《金匮要略》的方子很多源自《伤寒论》。如治水证的苓桂术甘汤及其变方，即从《伤寒论》桂枝汤加治水之药而来。

《伤寒论》与《金匮要略》，原本一治外感，一治杂病，然现已不再拘泥于此。按证候用药是《伤寒论》，按病用药是《金匮要略》。《伤寒论》与《金匮要略》相比较，前者价值更大，后者相比较较为零散，不好研究，也是难学的原因，所以历来注《伤寒论》者多，注《金匮要略》者少。

仲景的《伤寒论》，在方药组织上法度谨严，十分精当。以治水为例，药都用白术加茯苓，方多从苓桂术甘汤化裁，而治水逆则用五苓散，治奔豚则用桂枝加桂汤。服法上或用薏苡仁煎水送服，或用长流水煎药，稍一变化，治即不同，此等手法，足见仲景方药之妙。仲景治病，先辨病、辨脉、辨证，然后才处方，不按照这个方法去用药开方是错误的。我们学习仲景的著作，就得从这些地方去寻找规律。

总之，仲景的书，外感杂病，分论各论，示人在辨证中注意辨病，把专方、专药与辨证论治紧密结合起来，既揭示了辨证论治的原理原则，又指出了辨证论治的具体方法，其规律之谨严，对临床实践具有高度的指导意义，实是中医书籍的精髓，最宜反复钻研。仲景的书，最大的优点是列条文而不谈病理，出方剂而不言药理，让读者自己去体会，其精髓也往往在于无字之中，千百年来一直对临证医疗起着巨大的指导作用。

"古方可治今病"，是王新舜先生临证的一大特色。他主张经方、古方、时方可因证而施，不可偏废。他认为古方、时方也多从经方演变而来。对于古方，他多推崇金元四大家及清代王清任之活血化瘀诸方。王新舜先生认为应用古方，可抓住其中的一个治法应用它、发展它，如六味地黄汤演变的知柏地黄汤、杞菊地黄汤、桂附地黄汤等，温胆汤演变的黄连温胆汤、十味温胆汤等，四逆散演变的逍遥散、丹栀逍遥散等。

时方是经过时代变迁、病种变化演变而来，在临床上不仅要注意应用经方、古方，还要与时俱进应用时方。如二仙汤就是王新舜先生喜用的治疗许多阴阳失调，特别是围绝经期综合征合并高血压的常用时方。他还善用真武汤合生脉饮治疗心功能不全，苓桂术甘汤合补心丹治疗心悸，调胃承气汤合益气活血方治疗心肌梗死，四逆散合丹参饮治疗心绞痛等，这些均是王新舜先生临证时活用巧用经方、古方、时方的具体体现。

三、中西医并重，优势互补

王新舜先生认为中西医并重，优势互补，是中医学发展的必然选择。中西医结合的目的就是要更好地发展中医，更好地提升中医。运用现代科学知识和方法来研究我国传统中医中药，把传统中医中药知识和现代西医知识结合起来，扬长避短，优势互补，更好地发展中医，更好地服务人民。

目前，中西医结合事业的发展已经进入一个非常好的时期，从国家到甘肃省乃至天水市对中西医结合的发展制定了很多优惠政策，为中医药发展提供了一个良好的社会环境和发展平台。全社会信中医、爱中医、发展中医的大好局面逐渐形成，中医药的发展面临一个很好的机遇期。

"师古不能食古不化，博学必须取舍长短"是王新舜先生的座右铭。他认为前人之书为经验之作，不能因寸朽而弃连抱之材。在面对各家学说时，需要历史地分析，取其精华，吸收众人所长，为己所用。王老在长期的临床工作中，一直很重视传统中医理论和方法。他十分重视学习现代医学知识和现代新技术，用来丰富和发展中医的理论和治疗方案。我国正处于经济发展的快速增长期，工作压力大、竞争激烈、生活节奏快等都对人们的心理造成不同程度的影响，有的甚至引起疾病；人们生活环境的复杂化导致新的病原微生物出现，使病因病机更加复杂，所以对新的疾病病因病机的认识，不能再停留在前人的认识水平上，而应该用发展的眼光，在前人认识的基础上结合当代社会和生活环境综合分析，才能提高治病的准确性，从而提高疗效和患者满意度。

中医和西医是在不同的历史时期、不同的人文环境、不同的经济发展基础上发展起来的，这就造成了二者在形式和内容上的巨大差异。王新舜先生认为，中医注重整体认识，西医更侧重于局部认识；中医注重宏观认识，西医偏重于微观认识。可见中医和西医有很大的互补性。只有把二者很好地结合起来，才能更好地发展中医，才能更好地为人民的健康事业做出更大的贡献。现代中医，首先要学习中医经典著作和中医传统理论知识，这是学好现代中医的基础，然后学习和探索中西医结合，用中西医结合办法来更好地发展中医，用现代最先进的科学理论来研究和发展中医，中医才大有可为。在诊断和治疗疾病时，要充分利用现代高科技诊断技术和手段，利用现代最先进的设备，深入人体内部，对疾病的实质进行直观的、微观的研究和分析，然后辨病和辨证相结合。

中医和西医认识疾病存在很大的差异，王老认为，中医是逻辑推理，西医是实验研究；中医由外在表现推理内在病因，西医由内在病因推理外部症状；中医注重整体、宏观和机体的反应性，而西医注重局部、微观、病原的致病性。疾病的特点，既有整体又有局部，既有宏观又有微观，既有机体的反应性又有病原的致病性，中医和西医两种医学，各有所长，互补性很明显。

作为现代中医，要认识到中医的发展应当开放胸襟，勇于推陈出新，从基础理论上不断深化，在技术和实践上不断发展和提高，才能实现中医现代化。医学的根本目的是保障人类健康，而健康的概念应该是"一种躯体、精神与社会的完好状态"。中医应当深入学习、掌握和应用生物化学、分子生物学、生物学的基础理论和知识；应用核磁共振等现代先进的理论与科学技术，不断探索目前出现的新问题和新挑战。将西医的优势和长处拿来为我所用，是当前推行中医现代化的主要内容，正如毛主席曾经说过的"洋为中用，古为今用"。

人类一切文明的进步和发展是在不断认识自身和自然、顺应和利用自然的历史进程中逐渐形成的。人类对生命起源的探索在近代才有了很大的发展。在近代，解剖学、细胞学、组织病理学、分子生物学、生物化学和微生物学才有了突飞猛进；糖代谢、蛋白质代谢、脂代谢三大代谢理论也是近代才发展起来的。

人类科学在不断思索中缓慢前进，医学在则是人类在与疾病的斗争中逐步发展起来的。每个新的发现、新的理论和学说都是人类在面对现实困难时反复实践得来的。"不满足"是向前的车轮，我们人类总是在实践中不断追求创新和突破。现代化是人类不断探索、不断进步的成果，也是人类生活和生命的内在需求。达尔文的进化论告诉我们，"物竞天择，适者生存"。

王新舜先生认为，医学和文学、艺术一样，属于上层建筑，建立在一定的社会经济基础之上；科学技术的进步和工业文明促使西医学从整体走向局部，从宏观走向微观，从注重机体的反应性转向注重病原的致病性，从而使西医学从旧医学的母体上脱颖而出，西医学的进步，和现代科学技术快速发展密切相关。而中医学视《黄帝内经》的整体观和六经思辨为真理，原来并没有纳入实验研究，从而使中医学术一直沿着逻辑思辨的轨道缓慢发展。中医学发展的社会基础始终如一，比如从公元前4世纪的秦越人到现代中医名家，各家学派的学术思想，都是以农业和手工业为基础。

中医学辨证多采用八纲辨证、脏腑辨证、六经辨证、病因辨证、三焦辨证、卫气营血辨证、气血津液辨证等，并参考历代著名医家辨证经验。合理应用西医现代先进诊断技术，诊断明确后进行中医辨证，将西医的局部观、微观、病原观与中医的宏观、整体观、机体反应观相互结合起来，中西医结合认识、分析疾病，既可以克服中医忽视局部的不足，又能纠正西医忽视整体的局限，久而久之，中医和西医两种医学在认识上出现更多的结合点，这种结合点会越来越多，中西医结合将会向更深层次发展。西医诊断结合中医辨证所形成的综合认识分析疾病为中医辨证论提供了更准确的依据。

中西医并重、优势互补是王新舜先生诊治疾病时的重要观点。运用好中西医结合、优势互补的临床思维方式，辨证与辨病相结合诊断和治疗疾病，是西医学和中医学整体辨证思维相融会的临床诊疗方法，是临床辨证与辨病的有机结合。王新舜先生常说，对于疑难杂症，应先寻找病因，然后求其所主，探求病因为何邪，注意分清寒热虚实及兼夹之邪的属性，才能准确地立法处方用药。临床治疗中要重视中西医相结合，既重视宏观，又讲究微观，先中医后西医，中药为主的诊疗治疗思路和理念。

　　中药为主、西药为辅是王新舜先生从中医辨证、中西医结合临床实际，着眼于中西医结合可持续发展，实现中医中药和现代最新科学技术相融合，让中西医学理论相互补充，更有利于认识和把握疾病病因、诊断、治疗、转归和预后；这是王新舜先生中西医结合学术思想的重要内容。当然诊断和治疗是密不可分的，没有准确的诊断，就谈不上准确的治疗，王新舜先生在临床采用中西医结合、病证结合、中药为主从整体调节、促进和提高人体正气的诊疗方法，对绝大多数疑难杂症和慢性病的治疗都具有疗程短、见效快、不良反应小的特色和优势。

　　从《黄帝内经》开始，中医学就建立了较为完整的整体观理论，通过阴阳、五行学说的观点突出了人体的完整性、联系性及统一性。西医与当今最先进科学技术紧密结合，应用先进设备，如电子显微镜、微型机器人等，能深入人体内部，对病变部位进行直观、微观的观察和研究。西医学往往只注重病变的局部表现，从而忽视人体的全身状况。中医学整体观通过调节机体的反应性而治病，往往侧重人体的全身状况，而容易忽视病变局部的具体情况。早就有许多具有革新思想的医家名家觉察到中、西医各自存在的缺点和不足。比如在西医领域，巴普洛夫的神经反射学说和赛里氏的体液应激学说，现代前沿的生物免疫学说等，都在一定程度上把西医由局部引向整体；由病原的致病性引向机体的反应性。在中医领域，也先后出现了以叶天士、吴鞠通等为代表的温病学派，他们倡导用金银花、连翘、犀角、牛蒡子、蒲公英、射干、牛黄等清热解毒之品，来加强中医抑制病原的薄弱环节，在一定程度上已经开始把中医学由整体引向局部，由机体的反应性引向病原致病性。事实证明，中医学和西医学在客观形势和现实需求的促进下，早已开始了针对自身缺陷的完善和改进。事物发展总是曲折的，渐进式的，这是事物发展的客观规律。西医学与现代最先进的科学技术完美结合，从而达到快速发展的目的，其发展可谓日新月异。作为炎黄子孙，我们是中医文化遗产的继承人，我们应该认识到，充分应用现代最先进的科学技术来发展中医已是历史的必然，也是发展好、应用好中医的唯一途径。

王新舜先生认为，中医向局部和具体发展和深化，西医向整体、系统发展和深化，是科学进步、医学发展的必然结果。倘若把中医的整体观和宏观认识和西医的微观认识结合起来，把中医重视调节机体的反应性和西医抑制病原的致病性结合起来，一定能加快医学发展的进程。所以，中西医结合是中医和西医发展到一定时期和一定阶段的必然选择。

中西医结合既要注重病原观与机体观的结合、宏观与微观的结合，还要注重整体观与局部观的结合，模式上应该遵循在西医准确诊断前提下中医中药治疗方针。换句话说就是应用现代最先进设备进行诊断，然后中医病证结合形成综合认识，为中医辨证论治提供更准确的依据，而中药为先、西药为辅相结合则突出中医中药的重要作用。

王老告诫我们，在临床工作中，首先要在借助现代最先进设备和检测手段搞清楚西医诊断的前提下，运用中医的望、闻、问、切"四诊"进行中医辨证论治，准确辨明属于中医的哪种病，哪种证型，然后进行治疗，方可大大提高对疾病诊治的可靠性和准确性。这样的中西医结合，才会将中医的宏观论、机体反应论、整体观和西医的微观论、病原论、局部观相互结合，才能将整个疾病的认识上升到了中西医结合的认识水平。这样既克服了传统中医忽视局部和微观的不足，又纠正了西医容易忽视人整体观的缺点，这种结合才是两种医学相通和互补的部分，既具有传统中医特色，又具有现代高科技成分。在临床实践中反复琢磨，反复验证，由点到面，才能将中西医结合推向更深层次。

一直以来，中医药在诸多疾病的治疗上疗效卓著，在疑难杂症、亚健康等方面的治疗更具有非常明显的优势。王新舜先生常说，病各有特点，医者要有很高的悟性。临证中博采众长，尊古创新，四诊合参，治病重在求本。

当然，诊断和治疗密不可分，没有精准、确切和具体的诊断，就谈不上准确的治疗，王新舜先生强调在临床中应采用辨证论治、中西结合、病证结合、中药为先整体调节、促进和提高人体免疫力和抗病力的诊疗方法，方可提高疗效。

王新舜先生还特别强调辨病和辨证相结合，辨病和辨证是中、西医从不同角度认识疾病病位、疾病病因、疾病的病性，二者相互联系、相互补充。病证相结合给予中医"证"以现代科学的内涵，使中医的诊断、治疗和疗效判定有客观指标，还可以使临床用药更具有针对性，从而提高临床疗效。

王新舜先生指出病证结合有多种形式，从诊断上来说，中医一般依据患者的主要症状来对疾病进行命名，而西医学的病往往涵盖多种中医学的疾病病名，比如西医学的心律失常就包括了中医学的"心悸""胸痹"，辨证可以完全相同，也可完全不同。所以临床医疗研究时需要根据病证结合的模式进行。临床既要重视"同病异治""异病同治"，也要注重"异证同治""同证异治"，病证结合，从不同的角度把握疾病的病位、病性，才能准确掌握疾病，提高临床疗效。从治疗上来说，西医学针对的是疾病表现出的共性问题，比如高血压，临床表现都是血压高，治疗上西医选用降压药物治疗以达到血压降至正常范围目的，但部分患者症状有时并不能得到改善，而中医辨证是根据阴阳平衡失调及其兼有风、痰、瘀、火、虚的不同进行个体化的诊疗，可以明显改善患者临床症状，但多数情况下血压并不能达标，需要中西医结合治疗。通过病证结合既可使血压达标，又可完全缓解患者的头晕、头痛等症状。

辨病施治的重点在于疾病病理变化规律的治疗，从而弥补了单纯辨证施治的不足，一些疾病在初期或者无症状期可以完全没有无任何症状，此时无证可辨，无从施治，借助现代检测手段如通过理化检查可以发现疾病，通过辨病方可治疗，对于无证可辨的患者，可根据中西医结合的方法，辨病辨证相结合，才能取得满意疗效。

中西医结合的目的是互相取长补短，优势互补，提高临床疗效，更好地为患者服务。王新舜先生认为中西医各有优势，譬如急性心肌梗死要求紧急血运重建，开通血管需要溶栓或者紧急行介入治疗，这是西医绝对的优势，然而对于术后体力的康复、并发症和冠脉支架术后再狭窄的预防，中医药就有一定优势。

西医学伴随现代科学技术的迅猛发展，可以说是日新月异，但不是所有的疾病都能治疗和治愈。中医药学在很多方面可以弥补西医的不足，有独特优势，但中医也不能"包治百病"，只有中西医并举，优势互补，才能取得最满意的临床疗效。

总而言之，中医学注重整体和宏观，而西医则侧重微观和局部，病证结合是中西医最好的结合模式，只有两者有机结合起来，才能准确地诊断和治疗疾病，从而取得最好的治疗效果。

四、发展中医应遵循的原则

王新舜先生认为要发展好中医，就应该遵循以下原则：

1.继承性原则

学习中医，首先要从学习中医经典和古文献开始，要学会取其精华，弃其糟粕；秉持先继承后创新的理念。按一定的次序和规律来学习和发展中医理论。对热爱中医的人来说，首先要熟读中医经典著作，比如《黄帝内经》《伤寒论》《金匮要略》《神农本草经》等，最好读原著。

2.个体化精准医疗原则

重视疾病的动态变化，详细观察个体化差别，个体化精准治疗是中医药的优势。

3.坚持传统原则

中医经典理论是中医临床经验的精髓，应该系统学习，全面掌握，深入研究。中医强调整体观和宏观，强调个体化及应用传统天然药物等方面的优势。

4.重视循证医学原则

要发展中医，要将自己的临床经验与目前最先进的科学研究结果结合做出治疗决策。

5.坚持现代化原则

要学习老前辈的"古为今用""洋为今用，推陈出新"，要有科学的态度、长远的眼光，通过多学科共同发展来实现中医药的继承、发展和创新。

对中医药发展要历史地看待，学习、继承传统是基础和关键。推陈出新，创新发展，中西医有机结合，优势互补是现实发展的需要和历史发展的必然选择。总而言之，发展中医要厚古而不薄今，要充分利用现代最先进的科学技术成果，与时俱进，才能实现中医事业的现代化。

五、倡导学术争鸣

要发展好中医，王新舜先生认为应该有广博的胸怀和长远的眼光，博采众家之长。他主张中医的不同学术流派之间应当多元互补，健康持续发展。要倡导学术争鸣，要摒弃门户之见，吸取各派之长为我所用。

中医药学术流派有很多，如火热学派、寒凉学派、阳不足阴有余学派、经方学派、病机学派、温补学派、阳不足阴非有余学派、活血化瘀学派、温病学派等。众多的学术流派丰富了中医理论，推动了中医药学健康发展，深深地影响着中医临床诊疗实践。后来出现西方医学，逐渐出现了中西医汇通学派。20世纪80年代开始，国家号召全国西医学习中医，又出现了中医结合西医学派。

中医学术流派是历代医学家的临床经验和心得体会，学术流派的存在是自觉和主动的，也是积极向上的。《四库全书》说："儒之门户分于宋，医之门户分于金元。"岳美中在《关于中国医学的历史》中提出："中国医学，自张仲景以下，经两晋、南北朝，以迄隋唐、两宋，莫不奉《素问》《灵枢》及仲景、华佗为圭臬，向无派别之分也。到金元的时候，才有医学流派的兴起。"我们对各学术流派之间的争鸣要采取科学、客观的态度，对各位名家的观点要批判地加以吸收利用。要实事求是，客观公正，不附和，不盲从，不武断。要始终秉持拿来主义，要批判地加以吸收，更好地充实自己，提升自己。

六、专病、专方、专药与辨证论治相结合

王新舜先生认为，临证时要特别重视治病必求于本，要找到引起疾病的病因病机，方能有的放矢，提高疗效，此外，还要注重辨证论治，这对气化类疾病效果突出。但对于实质性疾病，王老则主张专病、专

方、专药要与辨证论治相结合的思想。王老认为,《伤寒论》六经标题首揭"辨病脉证并治",书中某病某证某方"主之",即所谓"专方专药"之意。某病证"可与"或"宜"某方,是在证之下随宜治之。《金匮要略》也是这样,《金匮要略》以杂病各成篇章,如咳嗽、痰饮等,治疗胸痹病以瓜蒌、薤白、半夏为主,治疗黄疸病以茵陈为主,这些都是从疾病的本质上治疗。唐代《备急千金要方》和《外台秘要》有了更进一步的发展,如治疗瘿瘤以海藻、昆布、羊靥、猪靥为主;治疗水饮以遂戟、芫花和黄芪为主。由此可知,汉唐医家之辨证论治是外感杂病分论各治,在专方专药的基础上照顾阴阳寒热表里虚实。王新舜先生主张辨证论治首先要辨明阴阳表里寒热虚实,其次要辨识疾病的主要矛盾和矛盾的主要方面,然后进行辨证论治与专病、专方、专药相结合,这也是张仲景理论主要的特色,这样才能更有效地提高临床疗效。

《金匮要略》提出"某病脉证治"以专病专证成篇,正是在专病、专方基础上的随证治之。对胸痹,认为病因病机为"阳微阴弦",治疗以瓜蒌薤白汤为主,因于寒者则"寸口脉沉而迟,关上小紧数,瓜蒌薤白白酒汤主之";因于痰者则瓜蒌薤白半夏汤主之;"气结在胸,胸满,胁下逆抢心,枳实薤白桂枝汤主之";因于虚者则人参汤主之,这些都是在辨病的基础上随证治之的典范。现代对胸痹心痛(冠心病心绞痛)的诊治,当先辨明胸痹心痛的原因,是冠心病心绞痛、心肌梗死、主动脉夹层、肺栓塞、神经官能症,在辨病的基础上再进行中医辨证论治,才能提高治疗的针对性和准确性,从而提高临床疗效。

目前中医临床实践普遍遵循西医辨病与中医辨证论治结合的模式,但病、证结合不应局限于西医诊病、中医辨证分型治疗和专病、专方专药水平上,而应该运用现代西医学的最有效的检测设备和手段,提高诊断的准确性,在中医理论指导下分析疾病内在的病因病机和演变规律,才能将中医辨证和西医辨病有机结合起来,做到病证结合,方证统一。

随着科学技术的迅猛发展和西医学的发展,中医所面临的不仅仅是传统中医的病名,更多的是需要借助现代西医学的一切高精尖的诊疗手段明确疾病的诊断。中医辨病起源与《黄帝内经》,《黄帝内经》中有许多专病的论述，如《痹论》《痿论》《疟论》等。记载的方药有泽泻饮治酒风、生铁落饮治怒狂等，也是以辨病论治和专病、专方相结合的形式。

辨证论治是中医诊治疾病的最基本原则，也是中医药最大的特色和优势。辨证不只是根据四诊搜集到的症状和体征，对疾病某一阶段的临床表现的概括，判断为某种性质的证，还包括更深层次的内容，比如运用取模拟象和演绎归纳等方法，对疾病的病因、病位、病性等诸方面加以辨析、归纳、综合，才能做到辨证准确。中医辨证也有自己的局限性，比如偏重于对疾病外在症状表现的分析、综合，具有主观性、经验性、模糊性和不确定性，忽视了对疾病内在病理生理改变的重视和分析。

王老教导我们要认识到中医的优势，同时也要看到中医的不足之处，他主张临床应辨证论治与辨病论治相结合，中西医并重，优势互补，同时与专科专病、专方专药相结合方能诊断准确，治疗得当，疗效显著。

七、学识广博，注重医德和人文修养

王新舜先生告诫我们，医术高明、医德高尚是医务工作者至高无上的荣耀，他倡导中医应传统文化与现代科学相结合，既要传承精华，又要与时代同步，做到与时俱进，体现了科学发展观和中医现代化理念。

王新舜先生几十年如一日，对待患者热情耐心，细致周到，责任心很强，常常急患者之所急，想患者之所想，全心全意服务好每一位患者。他认为，做一个医生，要医术高明，精益求精，大医精诚，要忠诚于学术真理，要真诚地对待每一位患者，此外绝无所求。只有做到这些，才能热忱地对待患者，谦虚诚挚地对待同道，勇敢无畏地坚持科学真理，实事求是地看待成败。

在学识素养上，王新舜先生对哲学、古汉语知识、诗词都有很浓厚的兴趣爱好。王老认为作为医务工作者，要做到"精勤不倦"，要有"知之为知之，不知为不知，是知也"的治学胸怀和态度，更要有"不耻下问"的治学精神，学术传承和创新要学会"举一反三"。从人文精神到科学精神的高度倡导中西医结合，倡导学术争鸣、学科交叉，要多

临床实践是他的一贯主张，并身体力行之。这也是传统文化"和"理论的深刻体现。中、西医两种医学要取长补短，融会贯通，并与现代最新科学技术相结合，才能真正使祖国医学更好地发扬光大，造福人类。

第二章

王新舜临床经验

一、擅长内科诸病

王新舜先生在近六十年的临床实践中一直主张博采众长，尊古创新，非常重视"治病必求于本"。他常说："熟读王叔和，还要临证多。"他认为要多读中医经典著作，多实践，多思考，多总结经验教训，才能成良医。临床中如果遇到疗效欠佳者，一定要反复查阅经典，从中吸取营养，并借鉴现代先进的检测设备和手段，不断修正治法方药，随证变化，才能获取满意疗效。

王新舜先生临床近六十载，经验十分丰富。他擅长治疗内科疾病，如呼吸系统的咳嗽、喘病，多为风邪犯肺所致，治应以温散风寒、润肺化痰为主，常用杏苏散合麻杏石甘汤加味；循环系统的胸痹心痛、心衰病，以脾土不运引起胸阳不宣、气滞血瘀为主要病机，治疗以健脾温阳、行气活血为大法，常选瓜蒌薤白半夏汤和丹参饮为基础方；消化系统的胃脘痛、痞满、呃逆（慢性胃炎），以脾胃气虚论治，方选香砂六君子汤加减；泌尿系统的水肿（慢性肾炎），辨证以温补肾阳、健脾行水、活血化瘀、清热解毒利水法论治；内分泌系统的消渴（糖尿病），常分为阳明热盛、肾阳亏损、病久入络三型，分别选用人参白虎汤、金匮肾气丸合生脉散、活血增液汤治疗；结缔组织病中的痹症（类风湿性关节炎），采用消风除湿、宣痹通络止痛进行治疗等等。

王新舜先生学贯中西，精研医理，继承创新，对很多疾病都有自己的心得体会，对疑难病症更有自己独到的见解，尤其对心脑血管疾病、内分泌系统疾病、消化系统疾病、呼吸系统疾病有较高的诊疗水平，在临床工作中注重中西医并举，优势互补，现总结如下。

（一）心血管疾病

冠状动脉粥样硬化性心脏病（冠心病）的发病率在我国逐年呈上升趋势，已经严重地威胁人民的生活和生命安全。冠心病是21世纪全人类面临的严重公共卫生问题之一，在我国目前冠心病已居内科住院患者所患疾病的首位。冠状动脉粥样硬化性心脏病的西医治疗是调控危险因素，防止疾病进展或者发生心血管事件，对于急性心肌梗死患者的治疗是通过经皮腔内冠状动脉成形术和支架植入术以及旁路手术恢复局部冠状动脉血流量，从而达到减轻患者胸痛症状和减少心血管事件导致的死亡、挽救濒死心肌、阻止发展成心功能不全等目的。但是上述治疗手段存在经济负担重、基层医院不能开展等弊端，而且西药治疗有耐药现象以及毒副作用较为明显等，给药物治疗带来了障碍，中医药目前在冠状动脉粥样硬化性心脏病心绞痛的治疗上有明显的优势。

冠状动脉粥样硬化性心脏病心绞痛中医称之为"胸痹心痛""真心痛"。本病是一本虚标实之证，正虚，即心血虚和心气虚是本病的内因，气滞血瘀是本病的继发因素。王新舜先生根据多年治疗冠心病取得的临床经验，精心研制出竭香定痛胶囊（药物组成：血竭、檀香、白人参、茯苓、细辛、三七、冰片、琥珀），在心、脾相关理论的基础上，更重视从脾论治冠心病，以调脾护心、温阳活血为大法。方中白人参、茯苓健脾益气、活血行脉，以达气行则血行之功；血竭、琥珀、三七等活血通络止痛；冰片、檀香芳香理气；细辛温阳行气活血；全方共奏调脾护心、温阳活血之功，具有标本兼治的特点。现代药理研究也证实人参总皂苷能促进心肌细胞DNA合成与更新，改善心肌能量代谢，消除或者减少自由基，扩张冠状动脉，改善微循环。竭香定痛胶囊在前期临床应用中有效率达75%，临床研究证明，其在冠心病心绞痛治疗上有显著效果。

此外，王新舜先生临床上还大量应用《金匮要略》医方治疗今病，治疗心脏病方面，他还常用枳实薤白桂枝汤、苓桂术甘汤、人参汤、炙甘草汤、血府逐瘀汤及当归四逆汤加减等。

王新舜先生认为冠状动脉粥样硬化性心脏病心绞痛，属"胸痹心痛"范畴，胸痹心痛属本虚标实之证，治疗当先治标，即先止痛，然后补虚治本，选方常选用仲景医方中的小陷胸汤合血府逐瘀汤加减治疗，常用药物有全瓜蒌、枳实、法半夏、当归、黄连、没药、石菖蒲、郁金、琥珀等。小陷胸汤由瓜蒌、黄连和半夏组成，功效为"宽胸散结，清热化痰"。

血瘀证和冠心病密切相关，活血化瘀是治疗冠心病的重要原则。关于血瘀证，《黄帝内经》中就有系统的阐述，如关于损伤瘀血、寒凝瘀血、病久入络瘀血等，对临床实践起到很好的借鉴作用。

东汉时期，在《黄帝内经》基础上，张仲景立"瘀血"病名，在《金匮要略·惊悸吐衄下血胸满瘀血病脉证治》中立专篇论述，在《伤寒论》太阳病及阳明病篇中也阐述了"蓄血证"的证治。在治疗血证方面张仲景共有十多首方剂，反映出了张仲景血瘀证辨证论治思维：①用温、寒散邪的桂枝，治疗因寒邪客于经脉之中的血瘀证；②用硝黄以损阳和阴，是《黄帝内经》"血实宜决之"的治疗思维的拓展。另外，张仲景在活血化瘀的方剂中，如鳖甲煎丸、桃核承气汤、桂枝茯苓丸、抵当汤等的应用中，喜欢使用虻虫、水蛭等虫类药是他的特点。西汉时期，《神农本草经》就记载了活血化瘀类药物如丹参、川芎、赤芍、桃仁、牡丹皮、川牛膝、蒲黄等41种之多。

隋唐时期，《备急千金要方》《诸病源候论》等著作中增加了很多活血化瘀方剂的论述。在《神农本草经》记载的41种活血化瘀类药物基础上，唐《新修本草》又增加了乳香、没药、血竭、延胡索、苏木药，从而丰富了活血化瘀类药物数量。

金元四大家在从补土、滋阴、攻下及寒凉等方面发展中医学术的同时，也比较重视活血化瘀类药物的应用，朱丹溪更重视郁证的证治，血郁证其实是血瘀证的轻证。

明清时期，张景岳、张三锡、傅青主及汪机对血瘀证也有很多论治经验。清代叶天士更是创立了通络学说。王清任也强调治病要诀在于明气血，气有虚实，血有亏瘀，创立33首活血为主的方剂，其中血府逐瘀汤、通窍活血汤、身痛逐瘀汤、膈下逐瘀汤、少腹逐瘀汤更为后世所广泛应用。

清代著名医家王清任的代表方剂血府逐瘀汤具有降低血脂，抗血小板黏附、聚集，抗凝，抑制动脉粥样硬化（AS）斑块形成等作用，在心血管疾病方面运用广泛。

（二）脑血管疾病

1.高血压病

高血压病是西医病名，古代中医文献并无高血压病的记载，但是对血压升高所引发的头晕头痛等症及并发症，文献的描述散见于眩晕、头痛、中风、耳鸣、不寐等中医病证中，特别是眩晕、头痛等症。高血压病的首要症状为头痛、眩晕等。眩晕病，首见于《黄帝内经》，《黄帝内经》中认为眩晕在脏属肝。《诸病源候论》中论述曰："痰水积聚，在于胸腑，遇冷热之气相搏，结实不消，故令人心腹痞满，气息不安，头晕目眩。"详细论述了痰水互结可导致眩晕。唐代孙思邈在《备急千金要方·风眩》首次论述了"风眩"病名，"肝厥头痛……其痛必至巅顶，以肝之脉与督脉会于巅故也……必多眩晕"，孙思邈认为眩晕是肝火厥逆所致。元代朱丹溪提出"无痰不作眩"。历代很多医家都认为高血压病与风和痰密切相关，而内风生于肝，脾为生痰之源，高血压病与肝、脾密切相关，王新舜先生在治疗高血压病时也常从肝、脾入手，注重疏肝健脾，祛风化痰。

高血压病属中医学的头痛、眩晕范畴。很多医家都认为本病多由痰浊壅遏，清阳不升，或者肝肾阴虚、肝阳上亢所致，治疗多以燥湿化痰、平肝熄风，或者滋补肝肾、平肝潜阳等法为主。王新舜先生也认为高血压病和肝、脾的关系最为密切。"无痰不作眩""诸风掉眩皆属于肝",《金匮要略》云:"见肝之病,知肝传脾,当先实脾。"所以,治疗高血压病引起的眩晕宜从肝、脾入手,即疏肝健脾,燥湿化痰,平肝熄风,滋补肝肾,平肝潜阳方显其效。

2.偏头痛

偏头痛属中医雷头风、偏头风等范畴。偏头痛包括血管性头痛和神经性头痛,是由于颅内外血管和神经调节障碍而引起的反复发作的阵发性头痛。其痛势剧烈,或左或右,或连及眼和齿,痛止则如常人。王老认为偏头痛病性多以虚为本,邪实为标,虚实夹杂。辨证为属肝经风火,肝阳上亢,瘀阻脑络。选方常用半解汤加减,清代陈士铎《辨证录》中用半解汤治疗"半边之风",也就是今之偏头痛,半解汤其意是指此方能解半边头痛,半解汤中川芎性辛温,为血中气药,上行头目,是治疗诸经头痛之圣药,川芎善于祛风活血而止头痛,长于治少阳、厥阴经头痛,为君药。现代药理研究证实川芎嗪具有抗血小板凝聚、抗血栓形成、减轻血管痉挛、扩张血管及改善微循环等作用。张元素《医学启源》谓"头痛须用川芎,如不愈,各加引经药,太阳蔓荆,阳明白芷"。细辛芳香气浓,性善走窜,功效为祛风散寒止痛,善治少阴经头痛。白芷长于治阳明经头痛。偏头痛病程一般较长,中医认为久病入络,久病多瘀,故加地龙可熄风解痉。僵蚕、全蝎活血祛瘀,搜风通络。怪病多痰,对于头痛久治不愈者,可予半夏燥湿化痰,半夏为治痰湿之要药,又可降逆以和胃。诸药合用,共奏行气活血、祛瘀化痰、通络止痛之效,使半边头痛得解。

(三)肾脏疾病

在长期医疗实践中,王新舜先生积累了丰富的临床经验,在治疗肾脏疾病方面,他认为肾脏疾病病因多样,病情演变较为复杂,病机主要涉及脾、肺、肾三脏,病久者多与阴虚、瘀血密切相关,肾脏疾病病势缠绵难愈,少数病例预后较好,大多数病人都会由急、慢性肾炎历经数月或数年后逐渐进展成慢性肾衰竭,王新舜先生在近六十年的临床实践中总结出了能有效延缓肾脏疾病的一系列治法,用之于临床,临床疗效显著。

在治疗慢性肾脏疾病引起的水肿方面，他认为，水肿是慢性肾脏疾病最常见的症状之一。按其病因病机将肾性水肿分为肾阳衰微、水气内停、风寒犯肺、水气不行、三焦不利等常见证型，并分别采用麻辛附子桂甘姜枣汤、加味越脾汤、增味疏凿饮等相应的常用方药。

慢性肾炎的病因病机错综复杂，其发病是内因和外因共同作用的结果，内因多为正气虚损，尤以脾、肾亏虚为主，外因多为湿热和毒瘀，而正气亏虚是慢性肾炎的发病基础，水湿不化、热毒蕴结、瘀血阻络是慢性肾炎发生发展、迁延难愈的基本病理变化。湿热是慢性肾炎迁延难愈的最主要因素。慢性肾炎除水肿之外，还有蛋白尿。中医认为肾为"封藏之本"，精气宜藏不宜泄，受五脏六腑之精而藏之，脾主统摄，主升精，若肾不藏精，脾不统摄精气，则精气下泄而出现蛋白尿。慢性肾炎多为虚实夹杂之证，以脾肾不足，肾虚失于封藏，精气外泄，脾虚不能统摄精气，以先天和后天亏虚为本，湿热、毒瘀为标。蛋白是水谷之精微。尿中出现蛋白，是脾不固摄、肾气不固所致。《黄帝内经》篇中有："中气不足，溲便为之变"，说明二便的异常皆由"中气不足"引起，要达到消除尿中蛋白，治疗的根本在于补脾固肾。

王新舜先生强调，慢性肾脏疾病往往病程缠绵，迁延难愈，病情错综复杂，常常以复合证候多见，在临床治疗中要辨明标本虚实，时刻牢记"治病求本，精准辨证"，才是提高临床疗效的关键所在。

肾病日久，病机往往错综复杂，一部分因为失治或者误治，病性多呈虚实夹杂，寒热错杂证。因为正气虚弱，病邪留恋，邪易伤正，所以慢性肾病缠绵难愈的主要原因是虚实寒热交互并见。

慢性肾脏疾病病程较长，病根沉痼，临床症状多样，轻者可无明显症状，重者表现为大量蛋白尿、高血压、肉眼血尿、严重水肿等，甚则出现肾衰竭从而危及生命。多涉及肾、脾、肺、三焦等脏腑，呈虚实寒热错杂证。王新舜先生治疗慢性肾病时，非常注重治病求本，辨证论治的前提下，侧重从脾论治慢性肾脏疾病，强调脾胃功能失调在慢性肾病中的重要作用。

王新舜先生在多年的临床实践中总结出了能有效治疗肾脏疾病的一系列治法，现总结如下。

1.益气养阴法

各种肾脏疾病症见：疲乏，水肿，全身衰弱，短气，腰膝酸痛，心悸，口干，五心烦热，食欲不振，小便黄，舌苔薄白，脉沉；或因劳累、感冒诱发，症见尿频，尿急，尿痛，伴腰膝酸痛，倦怠乏力，五心烦热，口苦咽干，舌红少津，脉滑数。常用处方：清心莲子饮加减。药物组成：柴胡12 g，黄芩10 g，黄芪40 g，党参10 g，茯苓12 g，车前子10 g，麦冬10 g，地骨皮15 g，益母草15 g，白花蛇舌草12 g，石莲子12 g，甘草5 g。清心莲子饮出自《局方》，方中以石莲子为君药，入脾胃经，清心火、涩精。党参、黄芪补气升阳；黄芩苦寒，清上焦心肺之热，肺热清则清肃下行；麦冬、地骨皮滋阴；柴胡疏散肝胆之郁热；茯苓、车前子淡渗利湿；益母草活血利水；白花蛇舌草清热解毒。全方补气、养阴、清热利湿合用，相辅相成。原方谓："治小便白浊，夜梦走泄，遗沥涩痛，便赤如血。男子五淋，气不收敛，阳浮于外，五心烦热。"由于气虚无力下达，酿成湿热之邪不得蠲除，故以黄芪为主药，黄芪用量较大，一般20～60 g。黄芪为甘温之品，适用于气虚较胜者。若以阴虚较重，证见：咽赤口干，五心烦热，小便黄赤，舌质红少苔，脉滑数，则宜加入金银花、蒲公英、玄参、生地黄；如果伴有血尿，可加小蓟、白茅根、蒲黄、大蓟、侧柏叶等清热凉血止血之品。

2.清肺健脾温肾法

肾脏疾病症见：小便不利，水肿，咽口干渴，胃脘灼热，舌红苔黄，四肢困重，形寒肢冷，头晕，大便不实，腰膝酸痛，脉沉细。常用方剂为：花粉瞿麦汤。药物组成：瞿麦10 g，天花粉12 g，山药24 g，泽泻10 g，制附片5 g，知母15 g，黄芪30 g，茯苓15 g，麦冬12 g，桂枝10 g，甘草10 g。水肿病机为肾、肺、脾功能失调，花粉瞿麦汤用于治疗脾肾虚寒，肺热，上热下寒，寒热交错之证。脾主健运，运化水谷精微和运化水湿，是人体输布水谷精微和水液代谢之枢纽，若脾虚运化失调则精微不能散布，水湿不得运化故见水肿等症；肺为水之上源，通调水道下输膀胱，肺被邪热所困，失于清肃，则证见咽干，口渴，舌红少津，或者小便不利、水肿；肾主藏精，司二便，肾中阴阳互济才能维持平衡，若肾阳虚开阖失司则症见小便不利，形寒肢冷，腰膝酸痛。综上所述，肾、肺、脾三脏寒热错杂，功能失调为主要病机。方用麦冬、知母、天花粉清肺，肺热清则水液清肃下行；黄芪、茯苓、泽泻、山药益气健脾化湿，脾气健则运化功能正常，水液得以正常布散；桂枝、附片温肾阳，肾阳足则可恢复其开阖功能。本病病机寒热错杂，需寒温并用，清肺热、补脾气、温肾阳，恢复三脏的功能协调，能够使小便通利，水肿消失。

3. 益气补肾固摄法

肾脏疾病症见：尿血病日久不愈，神疲乏力，腰酸腿软，气短懒言，舌淡，脉沉细弱。常用益气补肾固摄方。药物组成：太子参15 g，黄芪40 g，金樱子12 g，石莲子12 g，五倍子12 g，龟板20 g，乌梅炭12 g，熟地24 g，煅牡蛎20 g（先煎），煅龙骨20 g（先煎），山萸肉10 g，豨莶草10 g，地骨皮12 g，甘草10 g。功效补肾益气固摄，收敛止血。方解：太子参、黄芪益气固摄；石莲子、地骨皮滋阴清热；山萸肉、熟地、龟板滋补肾阴；煅龙骨、煅牡蛎收敛固脱，金樱子、五倍子、乌梅炭收敛固涩止血。

4. 泄热活血法

肾脏疾病症见：小便黄赤灼热，肉眼血尿或镜下血尿，舌赤苔黄燥，扁桃体红肿，或发热，尿急，尿频，大便干，脉滑数。常用方剂：桃黄止血汤。药物组成：桃仁12 g，生地20 g，大黄8 g，小蓟20 g，茅根30 g，侧柏叶15 g，蒲黄15 g，桂枝10 g，山栀子12 g，甘草10 g。病机：热结下焦，邪热迫血妄行故见尿血。方解：大黄、桃仁泻热结，清热祛瘀则血自止；桂枝温通散寒；茅根、生地、山栀子、小蓟、侧柏叶凉血清热止血，共奏清热止血之功。凡症见血尿，证属瘀热者皆可用之。《本经》谓大黄"下瘀血，血闭"，李时珍谓大黄"治下利里急腹痛，小便淋漓"。《甄权》中大黄主治"通女子经候，利水肿，利大小肠"。《别录》谓大黄治"老血，血留结，少腹痛"。《元素》中大黄"除下焦湿热"。从上面论述中可知，大黄除具有泻下、泻阳明实热作用外，还能通利小便、化瘀止血。

上述治法是王新舜先生在肾脏疾病治疗方面的临床经验总结，他认为慢性肾脏疾病往往病程缠绵，迁延难愈，病情复杂，证候多变，在临床辨证论治中一定要辨清标本虚实，方可灵活使用方药，提高临床疗效。

（四）脾胃病

王新舜先生在长期的临床实践中，在治疗脾胃病方面积累了较为丰富的临床经验。王老用药的特点是善于应用复方大法。脾胃病临床表现多种多样，比如胃痛，痞满，恶心，呕吐，泛酸，嗳气，这些病均属于中医学"胃痛"和"呕吐"范畴。脾胃病病机为脾胃气虚、气滞血瘀、肝气犯胃、胃阴亏虚、湿热中阻、脾胃虚寒等。王老依据该病病机，制定了健脾益气、疏肝理气活血、滋补胃阴、清热祛湿、温中健脾等治法；喜欢将越鞠丸、柴胡疏肝散、金铃子散、良附丸组成疏越四合汤，用于治疗症见胃脘胀满，胁痛，时作时止，胸闷嗳气，舌苔薄白，脉弦之胃炎，证属肝郁气滞者；还将百合散、金铃子散、一贯煎、益胃汤组成百益四合汤，用于治疗症见口苦咽干，胃脘灼痛，虚烦不寐，嗳气吞酸，舌红少苔，脉弦数之胃炎，证属肝胃阴虚者；还喜欢将不换金正气散、三仁汤、六一散、平胃散组成平仁四合汤，用于治疗症见胃脘痞满，嗳气，恶心欲吐，不思饮食，嗜睡体倦，口干口苦，小便黄赤，苔黄腻，脉弦细之胃炎，证属湿热中阻者；还将黄芪建中汤、异功散、保元汤、理中汤四方组成建功四合汤，用于治疗症见胃脘隐痛，喜温喜按，短气乏力，不思饮食，纳差，头晕疲乏，面色少华，舌淡苔薄白，脉沉细之胃炎，证属脾胃虚寒者。

（五）老年人习惯性便秘

老年人多见习惯性便秘，特别是消渴病阴虚燥热者或血虚者，二者共同的特点是有便意但难解。病机特点为上、中、下三焦功能失调，与肺、脾、肾密切相关。王新舜先生认为上焦肺主宣降，与大肠相表里，肺气肃降有利于腑气下降，脾为胃行其津液，脾不转输津液到肠道，肠道失去濡润，则发便秘。肾主二便司开合，肾阴可滋润肠道，肾阳可推动肠道蠕动。《诸病源候论·大便病诸候》："大便难者，由五脏不调，阴阳偏有虚实，谓三焦不和……五脏三焦既不调和，冷热壅涩，结在肠胃之间……故令大便难也。"对于老年人习惯性便秘患者，王新舜先生多从脾、肺、肾三脏入手，从三焦辨证论治，方剂多选用六成汤加白术。方解：麦冬、天冬补肺津，助降肺气；生白术调中焦，升脾气，降胃气，疏通大肠气机；肉苁蓉温肾气，滋肾阴，助大肠运行；生地、白芍、当归滋补阴血而润肠燥，诸药合用则能使三焦气机调和，肠道濡润，大便通畅。

（六）肺部疾病

1.久咳

久咳多由外感咳嗽未能及时治愈，表邪入里，郁久化热所致，临床常见：夜间咳明显或者昼夜阵发性咳嗽，咳清稀痰或泡沫痰，口干口苦，舌质淡，苔薄黄，脉弦细。或者伴有发热或者寒热往来、心烦不寐、胸胁胀闷、气促等症。王新舜先生多从少阳辨治久咳。王新舜先生认为：久咳病机为表邪不解，入里化热，邪郁少阳，三焦气机郁遏，肺失宣降，治疗当和解少阳、解郁散邪、宣肺止咳。咳嗽与少阳的关系来自肺与少阳的生理关系，手少阳三焦入缺盆，布膻中，至胸中，所以，肺与少阳关系密切。足少阳胆经气机不利，由于肝、胆互为表里，少阳胆经枢机不利，则肝气不疏，水液运行不畅，津液聚集成痰，故见咳嗽咳痰。久咳病是由于肺及少阳，肝胆之气失于疏泄，导致肺气上逆，病情往往迁延难愈，久咳不止。治疗久咳，王新舜先生选用自拟方疏肝解郁，宣肺止咳。药物组成：柴胡15 g，桔梗10 g，黄芩15 g，苦杏仁10 g，法半夏10 g，桔梗10 g，浙贝母15 g，干姜10 g，枳壳10 g，细辛3 g，五味子9 g，甘草5 g。方解：方中柴胡、黄芩、枳壳和解少阳，舒畅气机，散郁清热；半夏、干姜、细辛能温肺散寒，化饮止咳；杏仁降气平喘，配柴胡降浊升清；甘草和中，五味子酸收以防姜、辛之辛散，收敛并举，相反相成；桔梗配枳壳一升一降；浙贝母化痰止咳，适宜于痰火郁结证；上述诸药合用，共奏温肺化痰、敛肺止咳之功，治疗久咳病。

2.慢性喘息性支气管炎

慢性喘息性支气管炎是一种常见病和多发病，多发生于秋、冬季节，主要症见咳嗽，喘息，动则加重，痰多清稀，畏寒怕冷，四肢不温，小便清长，口干不欲饮，舌淡苔白腻，脉弦滑。王新舜先生认为慢性喘息性支气管炎与肺、脾、肾密切相关，肺失宣降则见咳嗽、喘息、咳痰，咳喘不愈，久病及肾，肾不纳气，呼多吸少，动则气喘；脾阳虚则水湿不归正化，形成痰饮，而痰饮不治，咳喘不止，则致三焦决渎功能失职，则咳嗽、喘息、水肿、畏寒肢冷诸症作矣。在临床实践中，咳喘以咳嗽咳痰并伴有气促气急为特征，腰腿酸痛、畏寒肢冷、动则气急等症状属脾肾阳虚。王新舜先生多辨证为脾肾阳虚之喘咳证。选方多选用苓甘五味姜辛汤温肺化饮，苓桂术甘汤燥湿健脾，真武汤以温阳利水，三方合用，使脾、肺、肾之水湿痰饮得消，咳喘自止。真武汤的功效为温阳利水，出自张仲景的《伤寒论》，药物组成：附子、白术、生姜、茯苓、芍药。方解：附子温阳化气，温肾行水；茯苓、白术燥湿健脾；生姜温肺化饮。治疗这类喘咳，应当切中病机，肺、脾、肾三脏兼顾。苓甘五味姜辛汤的功效为温肺化饮，该方也出自张仲景的《金匮要略》，药物组成为干姜、细辛、五味子、茯苓、甘草。苓桂术甘汤功效为温阳化饮、健脾利水，该方出自张仲景的《金匮要略》，药物组成：茯苓、桂枝、白术、甘草。本方和真武汤不同之处在于本方加入桂枝，取"病痰饮者，当以温药和之"之妙用。这三个方剂各有各的特点，真武汤侧重于温肾，苓桂术甘汤侧重于温脾，苓甘五味姜辛汤则偏重于温肺，肺、脾、肾三脏兼顾。王新舜先生喜欢将这三个方剂合而用之，三方合用，共奏肺、脾、肾三脏生理功能协调、阴阳和合之效。

（七）失眠症

失眠症属于中医学的"不寐""不得卧""不得眠"等范畴。中医学认为本病的主要病因病机有以下几种：心肾不交、肝失调达、思虑伤脾、胃气不和、心胆气虚、气血阴阳失调等。王新舜先生认为失眠症与情志关系密切，他认为该病病位在肝，情志不畅，肝失条达，肝气横逆乘脾，脾胃运化失司，气血生化不足，不能上奉养心，心神失养，故见神不守舍，夜不安寐，所以常用治则治法为疏肝健脾和胃，疏肝则肝气得疏，土得木达，脾气健运，气血生化有源，心神得养则夜寐自安。

《赤水玄珠·郁证门》有这样的论述："心郁者，神气昏昧，心胸微闷，主事健忘……肝郁者，两胁微膨，吸气连连有声……脾郁者，中脘微满，生涩少食，四肢无力。"本病是由于肝郁血虚脾虚，肝郁则气机不畅，烦躁易怒，胸闷憋气，善太息；脾虚则神疲乏力，精神不振，肢软无力，食纳差，面色无华。脾虚运化失司，气血生化不足，气血亏虚，心失所养，心无所主，则见失眠多梦，夜不安寐。

所以，对于失眠症，治疗应当疏肝解郁，清心安神，健脾养血。王新舜常用方剂为柴胡疏肝散、温胆汤合逍遥散加减。

（八）神经官能症

随着社会的发展速度加快，人们的生活节奏也越来越快，生活压力明显增加，神经官能症成为一种常见病和多发病。神经官能症是由于大脑自主神经功能紊乱所引起的一种神经机能障碍性疾病，古代中医文献中并无本病的病名记载，但古书中记载的"郁证""脏躁""惊悸""怔忡""梅核气""百合病"等相当于本病。神经官能症与情志关系密切，一般有明确的诱发因素。王新舜先生认为本病与肝的关系最为密切。肝的生理作用为藏血，性喜条达而恶抑郁，以血为体，以气为用。病因多为生活压力大，精神过度紧张，心理压力大，承受力差，长期精神抑郁或者过度精神刺激，导致情志失调，气机不畅，肝郁气滞，气机郁结逆乱而致诸症丛生。神经官能症的主要病机为肝郁气滞，肝失条达，气机不畅，则为气机瘀滞。王新舜先生认为，治疗的重点是疏肝理气，清热安神，常选用的方剂为逍遥散、越鞠丸。

二、注重后天脾胃，善于扶正固本

王新舜先生在临床实践中很重视调护后天脾胃，扶正祛邪，治病求本。王新舜先生常说脾胃为后天之本，气血生化之源。调理后天脾胃，就是调理气血，平衡阴阳。他说人体各脏器的阴阳失调，都会影响脾胃功能。对于疑难重症，临床治疗先多以治标为主，但是治标的同时应兼顾治本，脾胃病引起其他脏腑病变者，先调理脾胃；倘若是由于其脏器病变累及脾胃，应当以治疗他脏疾病为主，同时辅以调补脾胃。正气充足，气血充沛，除邪而不伤正，人体阴平阳秘，疾病才能痊愈。王新舜先生强调，在临床实践中，要注重宏观整体性，扶正祛邪，祛邪而不伤正气，以达到阴平阳秘，阴阳平衡，人体生理机能达到平衡稳态，是临床取得良好疗效的关键。

疾病的发生发展，是正气和邪气抗争的过程，正气的强弱是疾病发病和病愈的关键所在，正气存内，邪不可干，邪之所凑，其气必虚。所以临床治疗疾病时要注意扶正固本，保持正气充沛，才能御邪于藩篱之外。所以，扶正固本既可以预防诸多疾病之发生，也可以加快很多疾病的痊愈。

王新舜先生常说，人体本身有抵抗能力，即免除疾病发生的能力，抵抗力是由机体特异性免疫和非特异性免疫共同形成的。抵抗力中医称之为"正气"。《黄帝内经》中这样论述："正气存内，邪不可干""邪之所凑，其气必虚"，所以正气充盛，机体才会有强大的免疫能力，外邪才不会侵犯人体。

王新舜先生认为，现代西医学在病原的致病性研究方面取得了很大的成就，随着病原微生物研究的不断进步，出现了很多抗生素，对绝大多数感染性疾病的治疗具有非常显著的疗效，但是感染性疾病后期容易损伤人体正气——导致正气亏虚、气血不足等，中医很重视机体的反应性，《黄帝内经》云："正气存内，邪不可干""邪之所凑，其气必虚。"《黄帝内经》的理论是对机体反应性的认识基础，中医历来重视"扶正固本""活血通络"法对代谢系统、自主神经系统、免疫系统的重要调节作用。所以感染性疾病转入慢性期后需中医药调节来顾护人体正气，加快疾病痊愈。

中医所说的正气包括元气和卫气，"元气"相当于人体特异性免疫功能。而"卫气"则相当于人体非特异性免疫功能，卫气起源于下焦，滋生于中焦，发于上焦，然而，卫气总不离开脾。而元气起源于人体下焦命门，系于肾，所以，顾护人体正气要以健脾补肾为主要手段。王老在临床中补益正气很重视健脾补肾，但因人而异。如对于青壮年患者，他们肾气充足，当以健脾为主，补益肾气为辅；而对于老年患者，他们元气多已虚，治疗当以补肾为主，益气补脾为辅；对于新发作的疾病，应当重视健脾，方剂多选用四君子汤、归脾汤；补益肾气多选用肾气丸；补肾时特别重视阴阳互根的相互作用，温阳不忘滋阴，养阴勿忘助阳，所谓阴中求阳，阳中求阴。对"大实有羸状，至虚有盛候"之训，王老经常告诫我们临证要仔细辨识，用心琢磨，细细观察和思考，勿犯虚虚实实之错。

在调理脾胃、扶正固本方面，王新舜先生强调《脾胃论》的学习，临证时王老善于效仿东垣的学术思想，很重视对后天脾胃的调理养护。重视"后天之本"：在临床治疗疾病时，首先注意顾护和调理脾胃，如果脾胃有病，当然调理脾胃，对于脾胃和其他脏腑都有病，或者其他脏腑疾病累及脾胃，引起脾胃功能虚弱，运化失调者，治疗首先应从调理脾胃入手，或者调理脾胃与治疗其他脏腑疾病同时进行。脾胃健运，气血生化有源，肌体抵抗力就强，诸病患会随之迎刃而解。

此外，王新舜先生也喜欢效仿李东垣用药特点，李东垣非常善补脾胃之阳，取"劳者温之，损者益之"之意，用药喜用参类、黄芪、白术之类，黄芪善补气虚，东垣用黄芪是补气和固表阳之用，加陈皮佐之以防黄芪壅滞，是东垣一大特点和发明。东垣用人参补脾虚。如有湿证，则多加用茯苓和泽泻以利湿。用生姜、大枣卫护脾胃，其他方面如表虚证用黄芪、桂枝，表实证用葛根、麻黄，里虚证用人参、芍药，里实证用大黄和枳实等，均从仲景之说。李东垣的组方有以下特点：第一是创立了一套补中益气、升阳散火的方剂。很多方剂虽药味多，但均有章可循。组方全面周到，标本兼治，但主次又很分明，东垣主张用人参、黄芪、白术、甘草以补脾阳，同时加用升阳药物相配伍，使补而不滞。第二个特点是治慢性虚损性疾病时，要用小剂量药频频久服。

三、老年病防治经验

当下，世界人口老龄化提速，我国也不例外，在我国，据统计截至

2015 年 60 岁以上老年人口总数已经超过 2 亿，面对如此多的老龄人口，如何凭借自己独有的中医药资源解决老龄化问题是摆在我们医务工作者面前的重大课题。中华民族有着光荣悠久的历史，中医药预防和治疗老年病有着丰富的临床经验和优势。我国著名老中医岳美中曾总结出了很多老年人的特点，比如"八大怪""笑时有泪""喜欢软食""只记远事""尿不到远处""好打听闲事""喜欢孙子"等等。《黄帝内经》中有老年人元气渐衰、五脏虚损的论述。对于老年人疾病的辨证，应当以八纲辨证、脏腑辨证和气血辨证为主，老年病例以虚损居多，多兼有血瘀和痰湿。老年病的治疗原则为药量要偏小，药性宜平和，要首先重视顾护脾胃。

王新舜先生认为，在治疗老年性疾病时，要贯彻预防为主、预防重于治疗的思想，要做到早期发现危险因素，早期诊断，早期治疗，防患于未然，阻止疾病进展，防止并发症的出现。老年性疾病最常见的是心血管疾病和脑血管疾病、糖尿病、肿瘤、感染性疾病、骨和肌肉关节疾病、前列腺病、抑郁症、老年性痴呆、失眠及肥胖等。

心理方面，老年人的特点为："形气虽衰，心亦自壮，但不能随时人事，遂其所欲，虽居温给，但亦常不足，故多咨煎饶舌，等闲喜怒，性气不定，止如小儿，全在奉承颜色。"而且老年人性格多孤僻，容易伤感，"才觉孤寂，便生郁闷"。对于老年人，古文献有很多论述，上寿之人，血气已衰，精神减耗，往往"危若风烛，百疾易攻"。从此可以看出，老年病最常见的是脾胃病。老年人体质虚弱，很容易感受四季之邪，而且很容易因新感引发宿疾。王老认为治疗老年病应尤其重视脾胃的调理，调理脾胃首先要重视食疗，"此养老人之大要也"，如能和其食性而调之，则倍胜于药也。食疗方是指饮食和药物同时使用。另外，对于老年性疾病强调调养，重视预防。若无疾患，则不需服药，"但只调停饮食，自然无恙矣"。药疗宜用温平顺气补虚中和之品，不宜使用烈性之药。

老年人应当以预防养生为先：①顺应自然，即重视四时调摄。②慎起居琐屑事，老年人养生的原则是"适嗜欲于世俗之常""以自然为宗"，所以，要把养生的理念贯穿在日常生活起居琐事之中。③脾胃为后天之本，要重视调养脾胃，注意饮食调理，适量运动散步对脾胃有很多益处。④重视食疗，老年人若能"每日空腹食淡粥一碗，能推陈致新，生津快胃，所益非细""粥能益人，老人尤宜"。⑤老年人要重视精神调养，要修身养性，老年人要清心寡欲，戒怒，知足常乐。

四、遣方用药灵活多变

王新舜先生认为临证拟方是准确辨证后中医临床十分重要的一环，中医辨证论治的关键是理、法、方、药的统一，同时要重视辨病和辨证相结合。王老认为，中医最重要的是辨证论治和辨病和辨证相结合，施治时遣方用药，灵活自如。他推崇中医经典，善用经方，中医内科方药体系可分为柴胡系、四君四物系、麻黄桂枝系、六味地黄系、桑菊银翘系及白虎承气系六大系统，临床准确辨证，灵活应用。比如金匮肾气丸温补肾阳，化气利水，补肾纳气，可用于治疗急慢性心力衰竭、慢性肾脏疾病、营养不良性水肿等临床证见阳虚水泛者；也可用于治疗慢性支气管炎、支气管哮喘、慢性阻塞性肺病、肺气肿等证属肾不纳气者；还可用于治疗糖尿病、前列腺炎、自身免疫性疾病等。又如，仲景原用于治疗膀胱蓄血证的桃核承气汤，加入黄连、黄芩、马齿苋、木香用于治疗暴发性痢疾疗效显著，用于治疗肝性脑病也有很好的临床疗效。当然，王老认为时方应用得当也有很多妙处，比如补中益气汤可用于治疗气虚下陷的胃下垂、子宫脱垂、重症肌无力和低血压等，也可用于治疗气虚不摄引起的紫癜、妇科出血及各种出血性疾病。当然，王清任的补阳还五汤和血府逐瘀汤在临床中也很常用。至于单方验方方面也有很多经验体会，如在治疗肺炎肺痈时常加用穿心莲和鱼腥草；治疗肾炎时加用玉米须和车前草；治疗细菌性痢疾时常加用白头翁、苦参根和马齿苋；治疗咽喉疼痛时加用灯笼草和仙人掌等，都可以明显提高临床疗效。

五、用药特点

(一) 善用虫类药物

王新舜先生对很多久治不愈的慢性疾病，善于从"久病入络"来辨证论治，虫类药物属血肉有情之品，它的特性是行走攻窜，通经达络，逐瘀搜剔。久病入络，迁延难愈，须借助于虫类药方可奏效。在临床实践中，王新舜先生在治疗诸多疑难杂症和久治不愈的慢性疾病时均善用虫类药物。常用的虫类药物有全蝎、蜈蚣、露蜂房、穿山甲、水蛭、地龙等。穿山甲味淡性平，气腥而窜，其走窜之性无微不至，能宣通脏腑，贯彻经络，透达关窍，凡血凝血聚为病，皆能开之。蜈蚣辛温有毒，归肝经，其性尤善搜风，能内治肝风内动、头痛、眩晕、癫痫、小儿惊风等病；外能治中风病、偏瘫失语、手足麻木、口眼歪斜等，总之，其走窜之性，内而脏腑，外而经络，对气血凝聚之处皆能开之，凡一切疮疡诸毒皆能消之。苍耳虫可外治疮痈、疔疮、乳痈、有头疽、下肢溃疡等多种皮肤体表感染化脓性疾病，疗效显著。全蝎、僵蚕、水蛭、土鳖虫、蜈蚣均为血肉有情之品，走而不守，对多种慢性疾病久病不愈者，能逐瘀搜剔，疏络透达，通痹止痛，临床疗效显著。

(二) 善用补药

先天之本和后天之本对人体有着极其重要的作用，在临床工作中，王新舜先生既注重先天之本的调养，同时又很重视补益后天之本，气为阳之根，气虚日久，必致阳气亏虚，临证时要在补气药中多加菟丝子、淫羊藿等补阳药物，往往能取得很好的临床效果。气血同源，气能生血，血能载气，气为血帅，血为气母，王新舜先生在补虚时喜用人参或党参、白术、黄芪等药以扶正祛邪，增强肌体抵抗力，往往能促使疾病痊愈。益气、健脾、补肾药物能增强人体的卫气、元气和真气，补益和调节人体的元阴、元阳，使之阴平阳秘，从而增强人体的免疫力和抵抗力。

(三) 善用复方

王新舜先生常说，临床中慢性病久治不愈和很多疑难杂症，其病因病机往往很复杂，涉及多个脏腑器官，临床治疗不能顾此失彼，要抓住主要矛盾和矛盾的主要方面，又要全面周到，对于此类疾病临证需用复方大法，药味虽多，但理法要严谨，君臣要有序，用药精当，方能力专效宏。要精准辨证，病证结合，理、法、方、药统一，方能取得满意的临床疗效。

第三章

王新舜医案精选

第一节 胸痹心痛

病案一

胸痹心痛病（痰湿瘀滞、心气虚弱）

患者刘某，男，50岁。

初诊（2019年1月15日）：在当地某二甲医院诊断：冠状动脉粥样硬化性心脏病，心绞痛。行心电图提示：ST段轻度改变，陈旧性前间壁心肌梗死，左心室肥大；胸片提示：主动脉硬化、主动脉内径增宽。伴见心悸气短，下肢水肿，颜面部水肿等症状。既往有"原发性高血压病"病史6年，目前为高血压病2级 高危；"类风湿性关节炎"病史有10年余，目前天气潮湿阴冷后即感双膝关节疼痛困重，晨僵明显。症见：胸闷、胸痛，心悸、气短，心前区憋闷不适，疼痛可向左肩背部、左腋下及臂部、背部放射，手臂上举不能，稍微上抬即感疼痛加重，症状发作频繁，影响活动，走坡路或上楼梯即感心悸气短，汗多，夜间平卧困难，半月即有一次类似休克样的发作，常伴头晕头痛，头重脚轻，头部闷中，睡眠欠佳，夜间睡眠仅2小时。症状发作时饮食减少，纳差，胃脘部胀满不适，就诊于私人诊所，服用中药汤剂10余服，方剂以括蒌薤白半夏汤、炙甘草汤加减，诸症改善较慢。查体：血压200/120 mmHg，右脉关沉微缓，余脉沉细涩。舌薄苔黄腻，唇绀，此由痰湿瘀滞、心气虚弱所致，治宜调营卫，通心气，化痰湿，以温胆汤加减。

西医诊断： 冠心病，心绞痛。

中医诊断： 胸痹心痛（痰湿瘀滞、心气虚弱）。

治法： 化湿祛痰，温补心气，调和营卫。

处方： 太子参15 g，麸炒白术10 g，茯苓10 g，木香10 g，砂仁10 g，陈皮10 g，高良姜10 g，法半夏10 g，姜半夏10 g，竹茹10 g，黄连10 g，黄芩10 g，黄柏10 g，醋香附10 g，炒麦芽10 g，建曲10 g，焦山楂10 g，玉竹10 g，泽泻10 g，荷叶10 g，牡丹皮10 g，蒲公英10 g，白茅根10 g，菟丝子15 g，女贞子15 g，旱莲草15 g，当归15 g，川芎15 g，肉苁蓉15 g，熟大黄15 g，盐杜仲15 g，炙甘草15 g，共7剂，水煎温服，每日1剂。

二诊（2019年2月5日）：服用上述方剂7剂后，胸闷、心悸、气短、心前区憋痛不适等症较前明显缓解，症状发作频率明显减低，劳累性胸闷、心悸、气短不适等症明显减轻，再无休克样发作，头晕头痛依然明显，夜间睡眠好转，纳食好转。原方再加天麻10 g、钩藤10 g、石决明10 g、栀子10 g、野菊花10 g、酸枣仁20 g、远志20 g、茯神20 g。

再服7剂，水煎温服，每日1剂。

三诊（2019年2月15日）：上述方剂服用7剂后，诸症悉减，偶有胸闷、胸痛、心悸、气短发作，查见舌淡红，苔薄白，脉细。原方再服7剂。

四诊：（2019年3月5日）：诸症明显好转，心前区偶有憋痛不适，但疼痛发作时间已很短，睡眠好转，手臂、腰、腿部酸痛减轻。舌质淡，苔薄白，脉细，原方续服，此后病情遂趋稳定。

【按语】 冠心病、心绞痛，祖国传统医学如何辨证，目前仍需要探索，有按胸痹心痛论治的、有按心悸论治的。本病例使用栝蒌薤白半夏汤及炙甘草汤，就是根据这些观点出发的。服药10余剂，见效甚微，考虑按胸痹、心悸论治是错误的。王老经过详细询问病史，分析症状，了解病情经过，结合舌苔脉象诊断为：痰湿瘀滞、心气虚弱。心主营，营不调则卫亦滞，故重在化湿祛痰，温补心气，调和营卫，用温胆汤，通其心气，兼化痰湿，加川芎、当归和营，营气和则卫亦利，四诊后病情渐趋稳定，心绞痛发作次数明显减少。由此我们可以看出，在分析运用祖国传统医学治疗经过现代医学确诊疾病的时候，必须经过辨证论治，选用方药，方能收到较好的疗效。

病案二

胸痹心痛（心血瘀阻）

患者张某，女，40岁。

初诊（2015年4月1日）：5年前劳累后自觉胸前区憋闷不适，伴气短，出汗，在当地医院住院检查诊断为冠心病，心绞痛，经扩冠、降低心肌氧耗量、营养心肌以及对症治疗后，症状缓解不明显。1周前又渐觉腰部疼痛继起，向下放射，尿常规检查发现红细胞，泌尿系统彩超未发现结石，遂即住某医院，化验检查谷丙转氨酶400单位，入院初步诊断：1.冠心病，心绞痛。2.慢性肾盂肾炎，肾绞痛。症见：胸前区压榨样绞痛，发作频繁，伴汗出，胸痛彻背，自觉胸憋气短，略有咳嗽，痛剧时有大汗出，伴见右侧胁肋下绞痛及腰背部绞痛，亦有恶心，口苦，大便偏干燥，纳食差，睡眠差，形体肥胖，面色苍白，腹部胀满不适。舌质略淡，苔薄厚腻，脉寸尺沉弱。

西医诊断：

1.冠心病，心绞痛；

2.慢性肾盂肾炎，肾绞痛。

中医诊断：胸痹心痛（心血瘀阻证）。

治法：活血化瘀，通脉止痛。

处方：生地黄10 g，桃仁10 g，红花10 g，枳壳12 g，赤芍10 g，降

香9g，柴胡12g，川芎10g，桔梗10g，怀牛膝10g，当归10g，乳香10g，没药10g，丹参12g，沉香10g，郁金10g，太子参15g，陈皮10g，木香10g，砂仁10g，炒麦芽10g，建曲10g，焦山楂10g，川楝子15g，延胡索15g，水蛭6g，炙甘草6g。共7剂，水煎温服，2次/日。

二诊（2015年5月10日）：服用上述药物后心绞痛发作次数明显减少，疼痛程度减轻，服药当天发作次数减少，停药间隔后发作尚频，肾绞痛发作1次，饮食较前增加，大便每日1次，舌红苔秽腻略减，脉象寸尺沉细，续宜理心气，和胃利胆。

处方：柴胡10g，厚朴10g，茯神15g，太子参15g，陈皮10g，牛膝10g，桃仁10g，红花10g，法半夏6g，枳实12g，竹茹9g，石菖蒲9g，远志9g，白芥子4g，高良姜9g，川楝子10g，麦芽6g，炙甘草6g。共7剂，水煎温服，2次/日。

三诊（2015年5月15日）：患者胸闷、心悸、气短、胸前区憋闷不适较前明显缓解，心绞痛次数明显减少，仍时有胃脘部胀满不适，伴见恶心欲吐，泛酸不适，大便正常，精神好转，舌红、腻苔再减，脉象缓和，续宜原方佐以行滞和络之品。

处方：瓜蒌10g，茯苓10g，姜半夏6g，陈皮10g，枳实10g，石菖蒲15g，郁金10g，竹茹10g，远志10g，紫苏子10g，川楝子10g，川芎10g，桃仁10g，血竭10g，琥珀15g，焦山楂10g，麦芽10g，鸡内金10g，炙甘草6g。共7剂，水煎温服，2次/日。

四诊：精神状态好转，类似心绞痛再未发作，仍宗原方续服7剂。

【按语】该病例考虑诊断：1.冠心病，心绞痛；2.慢性肾盂肾炎、肾绞痛，患者精神状态差，合并症较多，病情极为复杂。王老根据中医审证求因，辨证施治，处方遣药。

第二节 心衰病

病案一

心衰病（心阳不振，水气凌心）

患者李某，男，70岁。

初诊（2017年10月9日）：患者主诉胸闷、心悸、气短、动则加重，咳嗽、咳痰，全身水肿15天。查体：体温36.5 ℃，脉搏100次/分，呼吸18次/分，血压120/70 mmHg，神志清，精神较差，颈静脉怒张，肝颈静脉回流征阳性，双肺呼吸音清，双肺底可闻及散在湿性啰音，心率100次/分，律齐，各瓣膜听诊区未闻及病理性杂音，叩诊：心尖部位于第五肋间左锁骨中线外0.5 cm，腹部平坦，肝肋缘下2 cm，剑突下1 cm，脾肋下未触及，双下肢中度水肿，压之凹陷。心电图示：异位心律，电轴右偏，心动过速，频发室性早搏，ST-T改变。心脏彩超检查提示：1.二尖瓣、三尖瓣少量反流；2.心功能中度不全；3.肺动脉高压；4.心动过速。经某医院诊断为"充血性心力衰竭"。经西药治疗后症状缓解不明显。症见心悸气喘、纳差、不能平卧，呈全身性水肿，下肢按之凹陷不起。心律不齐，舌暗红，苔薄腻，脉细弱。

西医诊断：充血性心力衰竭，心功能3级。

中医诊断：心衰病（心阳不振，水气凌心）。

治法：益气温阳，活血利水。

处方：红人参15 g，茯苓10 g，炒白术10 g，瓜蒌10 g，半夏10 g，陈皮10 g，泽兰10 g，川芎15 g，丹参10 g，麦冬10 g，附子10 g（先煎），党参10 g，麦冬10 g，五味子10 g，黄芪30 g，丹参10 g，桂枝10 g，白术10 g，红花10 g，桃仁10 g，枳壳10 g，赤芍10 g，焦山楂10 g，建曲10 g，柴胡10 g，桔梗10 g，牛膝15 g，当归10 g，益母草10 g，炙甘草5 g。共7剂，水煎温服，每日1剂。

二诊（2017年10月14日）：上述方剂服用7剂后，水肿及气短明显减轻，可起床活动，今日步行来我处复诊，在上方中加入葶苈子10 g、大枣10 g，以增强泻肺利水之功。

三诊（2017年10月20日）：服药后心悸气短已止，水肿消失，精神转佳，诸证皆平。

【按语】祖国传统医学中"心悸""怔忡""水肿""喘咳""痰饮""胸痹"等，大部分以年老体弱、病程长、病情逐渐加重、迁延日久为特点。

本病的病理变化主要在心，与肺、脾、肾关系密切。从病机上讲，多为虚实夹杂，表现为心肾阳虚，心脾气虚，瘀血内阻，水湿泛溢；因此，本病以虚、实、湿、瘀为病变基础。上述方药在振奋心阳、化气利水、活血化瘀的基础上更加体现了重视固护脾胃，脾旺则气机畅，健脾则湿痰消，故健脾可贯穿心衰病治疗的每个环节。祖国传统医学认为，充血性心衰的机制主要是脏腑的虚损，病位在心，与肺、脾、肾关系密切，病理特点为本虚标实、虚实夹杂。心气虚为本病的病理基础，瘀血内阻、水饮内停是重要的病理环节为标。说明病位虽然在心，但与气、血、瘀有密切关系，气虚、血瘀、水停是心衰病的基本病机。据现代药理研究：人参中含有的人参总皂能促进心肌细胞DNA合成与更新，改善心肌能量代谢，减少或消除氧自由基，扩张冠脉，改善循环，使心肌氧耗指数下降。川芎可以降低血液黏稠度，改善冠脉循环，阻滞细胞外Ca内流，缓解血管平滑肌痉挛，降低血压。诸药合用使全方共奏益气活血、温阳利水、调脾护心之功，达到扶正祛邪、标本兼治的目的。

病案二

心衰病（阳虚水泛，瘀血内阻）

患者强某，男，78岁。

初诊（2018年3月28日）：胸闷、心悸、气短5年余，加重伴全身水肿半年。患者5年前劳累后出现胸闷、心悸、气短、胸前区憋闷不适，动则加重，全身水肿，以双下肢水肿较重，就诊于当地医院，诊断为

"冠心病，慢性心力衰竭"，长期口服"呋塞米片、螺内酯片、美托洛尔片、地高辛片、阿司匹林肠溶片"等药物控制病情。心电图示：左室肥大，ST段轻度改变；胸部CT提示：心脏向左下扩大。既往有"原发性高血压病"病史10年余，最高血压达180/160 mmHg，平素间断服用"北京0号降压片"降压治疗。诊断为"高血压心脏病，慢性心功能不全"，予地高辛片每次0.125 mg，口服，1次/日；氢氯噻嗪每次25 mg，口服，1次/日；螺内酯每次20 mg，口服，1次/日。服药后上述症状缓解不明显，今来就诊。刻下症见：胸闷，心悸，气短，活动后加重，眼睑及双下肢水肿，口唇发绀，纳差、眠差。舌质暗红，苔薄白腻，脉细数。

西医诊断：高血压心脏病，慢性心功能不全。

中医诊断：心衰病（阳虚水犯，瘀血内阻）。

方药：真武汤合血府逐瘀汤加减。

处方：附子10 g（先煎），茯苓15 g，炒白术15 g，炒白芍10 g，生姜5 g，桃仁15 g，红花10 g，柴胡10 g，枳壳10 g，川芎15 g，桔梗10 g，丹参15 g，党参10 g，当归10 g，川牛膝15 g，生地黄10 g，炒麦芽10 g，建曲10 g，鸡内金10 g，焦山楂10 g，泽泻15 g，甘草6 g。共7剂，水煎温服，每日1剂。

二诊（2018年4月2日）：服上药后诸症明显减轻，仍感乏力、气短，双下肢仍有轻度水肿，咳嗽，咳痰，痰黏难咳。原方加生黄芪30 g、猪苓10 g、川贝母10 g、白前10 g、枇杷叶15 g。再7剂，水煎温服，每日1剂。

三诊（2018年5月1日）：服药后全身水肿消退，乏力、气短明显减轻。上方去泽泻，加党参至15 g，共研细末，9 g/次，2次/日。后随访1年未见复发，可干一些轻体力活。

【按语】真武汤为张仲景《金匮要略》中温阳利水、治阳虚水犯的经典方剂，方中以附子为君，温肾助阳，化气行水，兼暖脾土，温运水湿。臣以茯苓利水渗湿，白术健脾燥湿；佐以生姜，既助附子温阳散寒，又合苓、术宣散水湿。如此组方，温脾肾以助阳气，利小便以祛水邪。现代药理研究发现其中附子有类似洋地黄作用，泽泻、茯苓有轻度利尿作用，与西医学强心利尿治法不谋而合，但没有洋地黄和利尿剂的副作用。血府逐瘀汤为清代医学大家王清任《医林改错》中活血、开胸、理之方，两方合用，相得益彰，既可温阳利水，又可活血化瘀，对心功能不全患者，属阳虚水犯、瘀血内阻之证有较好的疗效；此外，对肺心病、慢性肾炎亦有一定疗效。

病案三

心衰病（心气阳虚，气虚血瘀）

患者陈某，男，70岁。

初诊（2015年4月17日）：发作性胸腹痛3个月余，加重伴下肢水肿1周。患者于春节前因感冒而出现上腹及胸部疼痛，呈发作性，伴胸闷憋气有压迫感，间歇性平卧困难，持续约20分钟，休息后缓解；近1周来上述症状发作频繁，每日3～4次，逐渐加重。查体：体温36.2 ℃，心率95次/分，呼吸22次/分，血压160/100 mmHg；胸廓呈桶状，双肺呼吸音粗，双肺底可闻及散在湿性啰音，心浊音界向两侧扩大，律不齐，第一心音强弱不等，脉搏短绌，各瓣膜听诊区未闻及病理性杂音，肝肋下2 cm，剑突下1 cm，双下肢中度水肿，生理反射存在，病理反射未引出。心电图示：心电图异常，陈旧性心肌梗死，ST-T改变，快心室率心房纤颤。心脏彩超提示：主动脉硬化，左室射血分数及短轴缩短率减低。症见：心悸、气短，精神疲惫、乏力，面色晦暗，头晕，口干黏腻不爽，胸闷憋气，有压迫感，脘痞腹胀，舌淡紫，苔薄白腻，脉细涩。

西医诊断：

1.冠心病，陈旧性心梗，慢性心力衰竭，心功能Ⅲ级；

2.2型糖尿病。

中医诊断：心衰病（心气阳虚，气虚血瘀）。

治以温阳益气，活血化瘀，理气通络，强心，扶正祛邪。在服用西药强心、利尿、降糖的同时，加服参芎舒心通胶囊，1次3粒，1日3次，观察疗效。

方药组成：党参15 g，麦冬10 g，五味子10 g，黄芪30 g，丹参10 g，白术10 g，川芎10 g，红花10 g，当归10 g，益母草10 g，茯苓10 g，泽泻10 g，桂枝10 g，杏仁10 g，炙甘草6 g。

二诊（2015年5月2日）：患者自述病情平稳、好转，胸闷、心悸、气短、上腹痛减轻，活动后胸前区仍有疼痛，精神好，纳食改善，二便如常，血压130/80 mmHg，心率82次/分，余（−），舌淡紫，苔薄白，脉细数。再次予以中药参芎舒心通胶囊口服，观察病情变化。

三诊（2015年5月21日）：患者经治疗后胸痛、胸闷憋气、心悸、气短等诸症消失。心率80次/分，律齐，治疗中由于配合使用了参芎舒心通胶囊，疗效满意，血压控制在130/80 mmHg左右，心衰病纠正，临床症状消除。嘱注意休息，避免劳累。

【按语】传统医学中把此类病症归属于"心悸""水肿""咳喘""痰饮""胸痹"等范畴。而心力衰竭则病证相符，具有代表性。其发生主要是脏腑虚损，病位在心，责之肺、脾、肾，病理特点为本虚标实。气虚、血瘀、水停是心衰的基本病机，根据病机结合，组方真武汤合血府逐瘀汤。药物组成按照《黄帝内经·素问·至真要大论》第七十二篇中"君二臣四，偶而制之"理论，其组方有君药制附子、党参、黄芪温阳补心气；臣药丹参、红花、当归、川芎活血化瘀、调畅血脉；佐药麦冬、茯苓、益母草、葶苈子养血生津、育阴利水。

病案四

心衰病（气阴两虚，心血瘀阻）

患者邓某，男，68岁。

初诊（2017年10月15日）：因"胸闷、心悸、气短间断发作4年，加重伴平卧困难1天"由门诊以"扩张型心肌病慢性心力衰竭 心功能Ⅳ级"来院。患者述于4年前劳累后出现胸闷、心悸、气短，无明显胸痛，伴乏力等不适，无晕厥黑矇，无阵发性呼吸困难等，患者未予重视，亦未行系统诊疗。病情逐渐加重，近1年来劳动耐量明显下降，出现明显劳力性气短等不适，仍未行系统诊疗。1天前受凉感冒后出现胸闷、心悸、气短加重，伴平卧困难，自服药物未见明显好转，为求系统诊疗，今来就诊。症见：胸闷、心悸、气短、平卧困难、动则加重、咳嗽咳痰、痰黏不易咳出，患者起病以来，神清，精神差，无寒热，胃纳差，睡眠差，大便正常、小便量少。体温36.4 ℃，脉搏92次/分，呼吸21次/分，血压140/110 mmHg。舌暗红、苔白、脉弦涩。双肺呼吸音粗，未闻及干、湿性啰音。腹平软，无压痛及反跳痛。肝、脾肋下未及。肠鸣音正常。双下肢轻度水肿。生理反射存在，病理反射未引出。心前区无隆起，心尖冲动无弥散，心界向两侧扩大，心率92次/分，律齐，各瓣膜区未闻及病理性杂音，未闻及心包摩擦音。心脏彩超示：EF12%；升主动脉内径增宽；左房轻大、左室扩大；节段性室壁运动异常；二尖瓣关闭不全并大量反流；三尖瓣少量反流；心功能极重度不全。

西医诊断：

1.扩张型心肌病，充血性心力衰竭，心功能Ⅳ级。

2.高血压病3级，极高危。

中医诊断：心衰病（气阴两虚，心血瘀阻）。

中医治疗以"标本兼治"为则，以益气养阴、活血通脉为法，汤药以生脉散合血府逐瘀汤为主方加减。患者起病以来，神清，精神差，无寒热，胃纳差，睡眠差，大便正常、小便量少，舌暗红，苔白，脉弦涩。四诊合参，当属中医"心衰病"范畴，证属气阴两虚，心血瘀阻。患者素体虚弱，饮食劳倦太过，损伤脾胃，气血化生不足而致气血亏虚，加之久病耗伤而致气阴两虚；心主血脉，心气虚则见心悸气短；脾主运化，化生精微营养五脏六腑、四肢百骸，脾气虚则见神疲乏力；气为血之帅，气虚则推动血行无力，久则瘀阻不通，不通则痛，故见胸闷胸痛，心悸气短，舌暗红，苔薄白，脉弦涩等症。本病病位在心，与肝、脾、肾相关。

治法：益气养阴，活血通脉。

处方：红人参15 g，麦冬10 g，五味子10 g，陈皮10 g，茯苓10 g，党参10 g，麦冬10 g，石菖蒲10 g，黄芪30 g，丹参10 g，桂枝10 g，白术10 g，红花10 g，桃仁10 g，枳壳10 g，赤芍10 g，焦山楂10 g，建曲

10 g，柴胡10 g，桔梗10 g，牛膝15 g，当归10 g，益母草10 g，炙甘草5 g。共7剂，水煎温服，每日1剂。

二诊（2017年10月25日）：患者诉胸闷、心悸、气短等症较前缓解，纳食好转，夜眠可，二便调。查体：血压110/70 mmHg，双肺呼吸音清，未闻及干、湿性啰音。心界向左下扩大，心率70次/分，律齐，各瓣膜区未闻及病理性杂音。腹平软，无压痛，无反跳痛。肝、脾肋下未及。肠鸣音正常。双下肢无水肿。目前经过益气养阴、活血通脉、健脾益气治疗后，患者入院诸症较前明显缓解，生活方面建议患者少量多餐饮食，适度活动，勿劳累。

三诊（2017年11月5日）：患者经治疗后，胸闷、心悸、气短等诸症消失。心率80次/分，律齐，治疗中中药汤剂配合使用参芎舒心通胶囊，疗效满意，血压控制在130/80 mmHg左右，心衰病纠正，临床症状消除。嘱注意休息，避免劳累。

第三节　心悸病

病案一

心悸（心肾阳衰，水气凌心，气虚血瘀）

患者马某，女，40岁。

初诊（2016年7月13日）：主诉胸闷、胸痛，心悸、气短5年，加重伴平卧困难1周。患者于5年前劳累后自觉胸闷、心悸、气短，经当地某医院检查确诊为"风湿性心脏病，心律失常，心房纤颤"，长期服用"阿司匹林肠溶片、阿托伐他汀钙、地高辛片、华法林"等药物治疗。本次复发后在家服用西药治疗无效，且下肢重度水肿、尿少、腹胀、纳差、呼吸困难、咳嗽、咳白黏泡沫痰、不能平卧，加重1周，今来医院就诊。查体：体温36 ℃，脉搏43次/分，呼吸20次/分，血压90/60 mmHg，神志清，精神较差，呈慢性病容，颈静脉怒张（+），肝颈静脉回流征

（+），口唇发绀，颧红，心界向两侧扩大，律不齐，第一心音强弱不等，脉搏短绌，心尖部可闻及3/6级双期杂音，呈吹风样。叩诊：心尖部位于第五肋间左锁骨中线外0.5 cm处，腹部膨隆，肝肋缘下7 cm，剑突下4 cm处，质硬，压痛（+），双膝以下部位水肿，压之凹陷，肢体末端发红。心电图示：异位心律，电轴右偏，心房纤颤，频发室性早搏，ST段轻度改变。心脏彩超示：多考虑风湿性心脏病，二尖瓣狭窄并关闭不全，二尖瓣前叶脱垂，三尖瓣关闭不全并大量反流。中医四诊见：端坐呼吸，面色晦暗，烦躁心悸，咳嗽喘息，口唇青紫，夜不能寐，畏寒肢冷，腹胀，大便秘结，小便量少，舌质青紫苔薄白腻，脉沉细。证属心肾阳衰，火不生土，土不制水，水液泛滥，水气凌心射肺，故见心悸、气短、喘咳，平卧困难。阳气不足，不能推动血液运行，气虚血瘀，故脉象沉而微细，舌紫，畏寒、肢冷、尿少为阳衰气化不行之象。

西医诊断：

1.风湿性心脏病，慢性心力衰竭，心功能Ⅳ级；

2.心律失常、心房纤颤。

中医诊断：心悸（心肾阳衰，气虚血瘀，水气凌心）。

治法：温阳益气，活血化瘀，化气行水。

处方：附子10 g，党参10 g，麦冬10 g，五味子10 g，丹参10 g，白术10 g，川芎10 g，红花10 g，桃仁10 g，枳壳10 g，赤芍10 g，柴胡10 g，桔梗10 g，当归10 g，益母草10 g，茯苓10 g，泽泻10 g，桂枝10 g，杏仁10 g，炙黄芪30 g，菟丝子10 g，淫羊藿10 g，盐杜仲10 g，川牛膝10 g，炙甘草5 g。共7剂，水煎温服，每日1剂，每日2次。

二诊（2016年7月17日）：自述服用上述汤药后，心悸、咳喘显著减轻，夜间已能平卧，痰量较前减少，尿量增多，腹胀减轻，舌脉较前好转。嘱其注意休息，西药减量，续服中药汤剂观察疗效。

三诊（2016年7月23日）：自述病情继续好转，精神好，体力恢复，心悸、气短、下肢水肿症状明显减轻，心悸消失，余症明显减轻改善，饮食增加，四肢较前温暖，活动后仍有气短不适，心率80次/分。嘱其注意休息，避免感冒和劳累，续服上述汤剂以巩固疗效。随访1年未见复发。

【按语】祖国传统医学并无充血性心力衰竭的病名，但对于心衰病的诊断及治疗早有论述，归属于中医学的"心悸""水肿""咳喘""痰饮""胸痹"等范畴。在《金匮要略·水气病脉证并治》之心水证指出："心水者，其身重而少气，不得卧，烦而燥，其人阴肿。"此与心力衰竭类同。临床上往往一病多症，而心力衰竭则病证相符，具有代表性。

病案二

心悸（阳气亏虚，水饮凌心）

患者李某，男，71岁。

初诊：患者因"胸闷、胸痛、心悸、气短间断发作4年，加重伴平卧困难1周"来门诊，患者于4年前无明显诱因出现胸闷、心悸、气短，活动后加重，无明显胸痛，无晕厥黑蒙，当时未重视，未行任何诊疗，病情逐渐加重，近2年来先后在我院及秦州区人民医院住院治疗，诊断为"1.冠心病，缺血性心肌病，慢性心力衰竭，心功能Ⅳ级；2.心脏瓣膜病，二尖瓣狭窄"，经治疗好转出院，长期口服"阿司匹林肠溶片每次100 mg，1次/日；呋塞米每次20 mg，1次/日；螺内酯每次20 mg，2次/日；美托洛尔每次12.5 mg，2次/日"治疗，病情控制不佳，1周前无明显诱因出现胸闷、心悸、气短加重，伴平卧困难，头晕头痛，咳嗽咳痰等，自服药物未见明显好转，今来门诊。症见：心悸，胸闷痞满，渴不欲饮，下肢水肿，形寒肢冷，伴有头晕，恶心呕吐，流涎，胃纳差，睡眠差，小便量少，大便稀。查体：体温36.9 ℃，脉搏110次/分，呼吸20次/分，血压160/70 mmHg。神清，精神差，舌暗红，苔薄白，脉弦涩。双肺呼吸音粗，可闻及湿性啰音。心界向左下扩大，心率110次/分，各瓣膜区未闻及病理性杂音，腹平软，无压痛及无反跳痛。肝、脾肋下未及。肠鸣音正常，双下肢轻度水肿。生理反射存在，病理反射未引出。辅助检查：心脏彩超（天水市中医医院2020-02-28）示：EF28%，左心扩大，主动脉内径增宽，主动脉硬化，节段性室壁运动异常，心功能重度不全，二尖瓣钙化，狭窄并少量反流，心包积液（中量），主动脉瓣钙化并少量反流。心电图：完全性右束支传导阻滞，ST-T段改变，左心房扩大？

西医诊断：

1.冠心病，慢性心力衰竭，心功能Ⅳ级，心脏瓣膜病；

2.支气管炎合并感染。

中医诊断： 心悸（阳气亏虚，水饮凌心）。

治疗： 通阳化气，健脾利水。

处方： 茯苓10 g，桂枝10 g，麸炒白术10 g，炙甘草10 g，陈皮10 g，桔梗10 g，桃仁10 g，红花10 g，南五味子10 g，大腹皮10 g，猪苓10 g，泽泻10 g，紫苏10 g，五加皮10 g，桑白皮10 g，当归10 g，川芎10 g，细辛10 g，干姜10 g，生姜皮10 g。共7剂，水煎温服，每日1剂。

【按语】方中茯苓淡渗利水，桂枝、炙甘草通阳化气，白术健脾燥湿，兼见恶心呕吐加生姜皮、陈皮以降逆止呕，尿少肢肿，加泽泻、大腹皮利水渗湿，兼见水湿上凌于肺，肺失宣肃，出现咳喘，加苏子寻肺气，五加皮、桑白皮泻肺利水；兼见瘀血者，加当归、桃仁、丹参活血化瘀。

病案三

心悸（心气亏虚并血瘀水停）

患者，钟某，女，70岁。

初诊（2016年11月1日）：因"胸闷、心悸、气短10余年，加重伴平卧困难间断发作半月余"来诊，患者于10年前劳累后出现胸闷、心悸、气短，平素多次住院治疗，均诊断为"1.冠心病，缺血性心肌病，慢性心力衰竭，心功能Ⅳ级，心律失常，心房纤颤，病窦综合征；2.慢性阻塞性肺病"。平素予"抗血小板、调脂、利尿、强心、扩血管、控制感染"治疗后好转，每年于市医院、我院住院治疗4~5次。半月前受凉后上症明显加重，伴恶心呕吐、纳食差等。既往有"高血压病"病史10年余，最高180/120 mmHg，曾口服"依那普利片"，近2年血压下降，停服降压药；"慢性阻塞性肺病"病史10年；发现"左房血栓"病史2

年。症见：心悸、气短、平卧困难、动则加重，咳嗽咳痰、痰黏不易咳出，神疲乏力，口干。患者起病以来，神清，精神差，无寒热，胃纳差，睡眠差，间歇性腹泻，小便量少。体检：体温36.3 ℃，脉搏90次/分，呼吸25次/分，血压130/80 mmHg。神清，精神差，舌暗红、苔白、脉结代。双肺呼吸音粗，双肺底可闻及湿性啰音。腹平软，无压痛及无反跳痛。肝、脾肋下未及。肠鸣音正常。双下肢轻度水肿。生理反射存在，病理反射未引出。心脏彩超示：1.全心扩大；2.升主动脉内径增宽；3.二尖瓣关闭不全并大量反流；4.三尖瓣中量反流；5.主动脉瓣、肺动脉瓣少量反流；6.心功能中度不全；7.心律不齐。EF：38%。超敏C反应蛋白7.80 mg/L，钾4.11 mmol/L，肌钙蛋白-T 18.60 pg/mL。住院血常规：白细胞$5.8×10^9$/L，中性粒细胞数比率79.6%，脑利钠肽前体2904 pg/mL。心电图：心房纤颤，室内传导阻滞。胸部CT：1.肺气肿征象；2.双肺血增多；3.双肺多发纤维索条影、双侧胸腔积液。肾功能：尿素氮11.mmol/L；肌酐106.5 μmol/L；尿酸816 μmol/L；二氧化碳19.5 mmol/L。

西医诊断：

1.冠心病，缺血性心肌病，慢性心力衰竭，心功能Ⅳ级；

2.慢性阻塞性肺病；

3.肺部感染；

4.胸腔积液。

中医诊断：心悸（心气亏虚并血瘀水停）

中医治则：以"标本兼治"为则，以益气养阴、活血通脉为法。

处方：太子参15 g，茯神10 g，麸炒白术10 g，瓜蒌仁10 g，姜半夏10 g，陈皮10 g，泽兰10 g，当归10 g，川芎10 g，玄参10 g，丹参10 g，麦冬10 g，五味子10 g，黄芪30 g，桂枝10 g，牛膝15 g，柴胡10 g，白术10 g，红花10 g，桃仁10 g，枳壳10 g，赤芍10 g，焦山楂10 g，建曲10 g，桔梗10 g，益母草10 g，炙甘草5 g。共7剂，水煎温服，每日1剂。

二诊（2016年11月8日）：患者自述服用上述中药后，心悸、气短、咳喘等症明显减轻，夜间已能平卧，头晕、恶心呕吐较前减少，尿量增多，腹胀减轻。嘱其注意休息，少量多餐饮食，西药减量，续服中药汤剂观察疗效。

三诊（2016年11月15日）：上述症状较前进一步减轻，精神好转，体力较前增加，心悸、气短、下肢水肿症状明显减轻，心悸消失，余症明显改善，饮食明显增加，四肢较前温暖，活动后仍有气短不适，心率80次/分。嘱其注意休息，避免感冒和劳累，续服上述汤剂以巩固疗效。

【按语】心悸的发病，或因久病体虚，劳累过度，耗伤气血，心神失养，或因惊恐恼怒，动摇心神，致心神不宁而为惊悸。或虚极邪盛，无惊自悸，悸动不已，则成为怔忡。心悸的病位主要在心，由于心神失养，心神动摇，悸动不安。但其发病与脾、肾、肺、肝四脏功能失调有关。如脾不生血，心血不足，心神失养则动悸。脾失健运，痰湿内生，扰动心神，心神不安而发病。肾阴不足，不能上制心火，或肾阳亏虚，心阳失于温煦，均可发为心悸。肺气亏虚，不能助心以主治节，心脉运行不畅则心悸不安。肝气郁滞，气滞血瘀，或气郁化火，致使心脉不畅，心神受扰，都可引发心悸。

第四节　中风病

病案一

中风（风痰阻络）

患者刘某，女，70岁。

初诊（2015年3月17日）：右上肢疼痛麻木伴力弱半月余。患者于半月前在安静状态下突然出现右上肢软弱无力、疼痛麻木，当时无大小便失禁、意识障碍、恶心呕吐等症。上述症状持续存在，胃纳较差、睡眠较差，大、小便正常。舌暗红，苔白黄腻，脉弦细。查体：右侧上肢肢体肌力5-级，右侧下肢肌力正常，右偏身浅-感觉减退，左侧肢体肌力正常。生理反射存在，右侧巴氏征（+），左侧病理反射（-）。急诊头颅CT提示：1.基底节区脑梗死；2.脑萎缩。血液检查提示：血常规、尿常规、电解质、肾功能、肝功能、血糖、凝血六项正常。TCD提示：脑动脉硬化；椎基底动脉血流速度减慢。心脏彩超提示：1.全心轻大；2.室间隔增厚；3.左室舒张功能减低；4.主动脉、肺动脉瓣少量反流；5.左室收缩功能轻度不全。颈部血管彩超示：双侧颈动脉内一中膜不光滑，右侧锁骨下动脉起始部斑块形成。

西医诊断：脑梗死（急性期）。

中医诊断：中风（风痰阻络）。

治法：活血祛风通络。

处方：炙黄芪30 g，秦艽10 g，全蝎10 g，土鳖虫10 g，莪术10 g，醋香附10 g，乳香10 g，没药10 g，当归10 g，赤芍10 g，白芍10 g，桃仁10 g，川芎10 g，三棱10 g，地龙10 g，红花10 g，威灵仙30 g，鸡血藤30 g，羌活10 g，甘草6 g。共7剂，水煎温服，每日1剂。

二诊（2015年3月21日）：服上药后右上肢疼痛麻木明显减轻，肌力5-级，睡眠改善，纳食好转。舌质暗紫，苔白腻，脉弦细涩。原方再服3剂，水煎服，2次/日。续以口服中药汤剂巩固疗效。

三诊（2015年4月1日）：服药后右侧肢体较前有力，言语对答流利，右侧肢体麻木疼痛基本消失，二便调，舌质暗，苔薄白，脉弦滑，原方加胆南星10 g、竹茹10 g、茯苓10 g、栀子10 g、炒知母10 g、炒黄柏5 g。续服7剂，水煎温服，2次/日。

【按语】中风是以猝然昏仆、不省人事、半身不遂、口眼歪斜、语言不利为主的病症，病轻者可无昏仆等症，仅见半身不遂及口眼歪斜。病理性质多属本虚标实，虚实夹杂。肝肾阴虚、气血衰少为致病之本，风、火、痰、气、瘀为发病之标，可互为因果。由于病位深浅、病情轻重的不同，中风又有中经络、中脏腑之别，轻者中经络，重者中脏腑。中经者，外无六淫之形症，内无便溺之阻，其症但为半身不遂，语言謇涩，口眼歪斜，痰涎不利，此乃血着于血脉之中也。若但见口眼歪斜，或面唇麻木如虫行，而别无他症者，则为中络。若见昏仆之后，卒难复苏，气喘涎涌，然唤之目尚能视，口且能言，四肢或缓纵不收，或拘急痛楚、麻木者，皆中腑也。中脏也，昏迷不醒，邪气多滞九窍，有唇缓、失音、耳聋、目瞀、鼻鼾、大小便闭或失禁等症。如前数症见半，即死期至矣。然当而其猝然昏仆之际，更有闭、脱之别，亟须详辨。该患者年老体衰，元气虚损，气虚不能鼓动血脉运行，血行乏力，气血不畅而成气虚血瘀之证。瘀血阻络，经脉失养，故见左上肢疼痛麻木；舌质暗、苔白、脉细为气虚之象。复元愈风汤（经验方）以补阳还五汤为基础方加祛风通络之品，以达到益气复元活血、祛风通络之效，气为血帅，气行则血行，故方中重用黄芪补气复元，当归、鸡血藤养血活血，兼能驱通修，白芍、川芎、桃仁、红花、乳香活血化瘀，佐以秦艽、地龙、威灵仙祛风通络之品，从而使元气恢复则血行通，血脉得养，所谓"治风先治血，血行风自灭"。气血充足经络通利则麻木疼痛自止。

病案二

中风（心肾不交，气阴两虚）

患者张某，男，60岁。

初诊（2017年6月16日）：突发右侧肢体软弱无力3天，既往有高血压病史15年。3天前晨起发现右侧肢体软弱无力，遂就诊于附近卫生院，诊断为"缺血性中风"，治疗以脱水、降颅压、改善微循环、扩张脑血管为主，药物以拜阿司匹林肠溶片、硫酸氢氯吡格雷片、阿托伐他汀钙药物等治疗3天后，患者症状无明显缓解，现为进一步诊疗，今来我院。症见：右侧肢体软弱无力，口角流涎，言语欠清，口干口苦，舌红暗，苔厚腻，脉滑数。急诊查头颅CT示：急性脑梗死。心电图示：左心室高电压，不完全右束支传导阻滞，ST段轻度改变。查体：血压180/100 mmHg，神清，精神差，语言不利，右侧上肢肌力5-级，右手指鼻试验欠稳准。右下肢肌力为4级，右侧巴氏征（+）。

西医诊断：1.急性期脑梗死；2.高血压病3级（极高危）。

中医诊断：中风病，缺血性中风（气阴两虚，痰瘀阻络）。

治法：益气复元，活血化痰。

处方：炙黄芪40 g，党参10 g，当归10 g，川芎10 g，麸炒白术10 g，茯苓10g，五味子15g，全蝎6g，玄参10g，麦冬10g，葛根10g，三七10g，丹参10g，陈皮10g，桃仁10g，红花10g，泽泻10g，薏苡仁30g，石菖蒲10g，牛膝15g，柴胡10g，黄芩10g，盐杜仲10g，羌活10g，炙甘草6g。共7剂，水煎温服，每日1剂。

二诊（2017年6月24日）：口服上述汤剂后，右侧肢体软弱无力较前减轻，感疼痛，偶有头晕，心悸、眠差，余症无明显变化。血压160/90mmHg。治疗原则不变，原方加酸枣仁15g、琥珀10g、茯神15g。7剂，水煎温服，每日1剂，辅以针灸、康复训练。

三诊（2017年6月30日）：服药后心悸止，夜眠安，右侧肢体较前有力，疼痛明显减轻，言语对答渐流利，头晕、头痛明显减轻，大小便正常，舌质红，苔薄黄，脉弦涩，原方加熟地黄10g、炒栀子10g、枸杞子15g、知母10g、黄柏5g、黄连5g。共7剂，水煎温服，每日1剂。

四诊（2017年7月5日）：患者经上述治疗后复查ECG示：正常心电图。余症明显缓解，右上下肢肌力5级，语言清晰，患者临床痊愈。

【按语】中风病临床证型比较复杂，患者为老年男性，以"右侧肢体无力"为主症，舌红暗，苔厚腻，脉滑数，四诊合参，本病属中医"中风病"范畴，证属气虚血瘀，痰瘀阻络。患者嗜食肥甘厚腻之品，而久食肥甘厚腻之品必致脾失健运，痰浊内生，易与瘀血互结，阻于脑络，故而发为中风，则见右侧肢体无力，头晕；舌质暗，舌苔腻，脉象滑为风、痰、瘀之证候，故本病病位在脑络。

其病位主在脑，与心、肝、肾、脾关系密切，其病性为虚实夹杂证。以益气复原、活血化痰为法治疗。

病案三

中风病（风痰阻络证）

患者辛某，女，73岁。

初诊（2016年3月12日）：主因"左侧肢体麻木无力1年，加重1周"来院。患者1年前无明显诱因出现左侧肢体麻木无力，伴间断性头晕、头痛，无恶心、呕吐等不适，活动后加重，稍休息后缓解，尤为天气变冷及早、晚加重，遂于我院就诊，诊断为"脑梗死"，经住院治疗，好转出院，出院后间断口服"阿司匹林肠溶片每次100.00 mg，1次/日，辛伐他汀每次20.00 mg，1次/日"治疗。本次1周前，上述症状加重，经休息后无缓解，今来门诊。症见：左侧肢体麻木无力，头晕，闷重如裹，胸闷、心悸、气短，食欲下降，主动能力下降，口干，疲乏无力。查体：体温36.2 ℃，脉搏71次/分，呼吸19次/分，血压147/82 mmHg。神清，精神可，舌质暗、苔腻、脉滑。双肺呼吸音清，未闻及干、湿性啰音。心界不大，心率71次/分，律齐，各瓣膜区未闻及病理性杂音。腹平软，无压痛及无反跳痛。肝、脾肋下未及。肠鸣音正常。双下肢无水肿。生理反射存在，病理反射未引出。

既往患有"高血压病"11年，血压最高160/110 mmHg，经住院治疗症状好转，长期口服"硝苯地平缓释片每次10 mg，2次/日"，血压控制不详；"2型糖尿病"病史7年，长期口服"盐酸二甲双胍缓释片每次0.5 g，2次/日"治疗，血糖控制不详。

西医诊断：

1.脑梗死；

2.高血压病3级　极高危；

3.2型糖尿病。

中医诊断：中风病（风痰阻络证）。

中医治疗：以活血化瘀、化痰通络为法，处方以化痰通络方加减，具体用药如下：半夏10 g，白术10 g，天麻10 g，桃仁10 g，生地黄15 g，红花10 g，丹参10 g，陈皮6 g，茯苓10 g，桑白皮10 g，生姜3 g，川芎10 g，当归10 g，全蝎10 g，蜜远志10 g，地龙10 g，鸡血藤30 g，生黄芪30 g，炙甘草6 g。共7剂，水煎温服，每日1剂。

二诊（2016年3月19日）：口服上述汤剂后，左侧肢体软弱无力较前减轻，仍感胸闷心悸，气短，头晕闷中，纳食差，睡眠差，舌质暗红，苔黄腻，脉滑数。血压170/90 mmHg。上述方剂维持，并且加瓜蒌仁10 g、厚朴10 g、枳实10 g、炒山楂10 g、炒麦芽10 g、建曲10 g。共7剂，水煎温服，每日1剂，辅以针灸、康复训练。

三诊（2016年3月26日）：服用上述汤剂后，肢体无力症状进一步减轻，纳食好转，胸闷心悸缓解，但仍感头重，头晕，闷重如裹，大小便正常，舌质红，苔薄黄，脉弦涩，原方加天麻10 g、石决明10 g、炒栀子15 g、知母10 g、黄柏5 g、黄连5 g。共7剂，水煎温服，每日1剂。

第五节　眩晕

病案一

眩晕病（肝火上炎）

患者张某，男，64岁。

初诊（2019年6月12日）：头晕伴耳鸣2周。2周前患者因与人吵架后出现头晕，头痛，伴两胁胀痛，急躁易怒，目赤口苦，夜寐不安。自服龙胆泻肝丸后胁胀减轻，但仍感头晕头痛，遂到某西医院就诊，查血压为160/94 mmHg。头部CT：双侧基底区脑梗死。彩超提示：双侧颈动脉内粥样硬化及斑块形成。头颅多普勒：脑动脉硬化，血流改变，无明显血脂增高，血糖正常。诊断为"高血压病"，口服1周坎地沙坦，效果较差。为了寻求取得中医疗法，今来我院就诊，现症状可见眩昏头晕、胸胁胀痛，急躁易怒，夜寐欠安，目眩口苦，面色潮红，大便干燥，舌质红、苔黄厚，脉弦。查体：血压为122/82 mmHg，双眼震征（−），闭目难立征（−），神经系统检查（−）。

西医诊断：高血压病2级（极高危）。

中医诊断：眩晕（肝火上炎）。

治宜平肝潜阳、泻火熄风。方以天麻钩藤饮加减治疗。

处方：天麻12 g，钩藤15 g，石决明30 g，山栀子10 g，黄芩10 g，川牛膝10 g，焦杜仲15 g，桑寄生15 g，夜交藤15 g，茯苓10 g，泽泻30 g，生白术30 g，川芎10 g。共5剂，1天1剂，分早、晚2次口服。

二诊（2019年6月15日）：服药3剂后，头晕、头痛症状减轻，原方继服3剂，症状基本缓解。

【按语】眩是指眼花或眼前发黑，晕是指头甚或感觉自身以外景物旋转。二者常同时并见，故统称为"眩晕"。中医学认为，眩晕证分虚、实，虚证以气血亏虚、精血不足居多，实证多为肝火上扰，风阳内动，痰浊中阻或瘀血阻络。《素问·玄机原病式·五运主病》中言："所谓风气甚，而头目眩晕者，必是金衰不能制木，而木复生火，风火皆属阳，多为兼化，阳主乎动，两动相搏，则为之旋转。"主张眩晕的病机应从风火立论。《类证治裁·眩晕》所言："肝胆乃风木之脏，相火内寄，其性主动主升；或身心过动，或由情志不畅，或由地气上腾，由冬藏不密，或由高年肾气已衰，水不涵木，以致目昏耳鸣，震不定。"王老认为，只要辨证属肝火上炎，风阳内动，就可以用天麻钩藤饮化裁。本方曾载记于《杂病证治新义》，为中药平肝潜镇剂，具有清热、活血等作用，平肝之风，补肾之气。本方证为肝肾不足，肝阳偏亢，生风热所致。肝阳偏亢，风阳扰，故头疼、眩晕；肝阳有余，化热扰心，故神不宁、失眠梦等。证属本虚标实，而以标实为主，治以平肝熄风，佐以清热安神、补益肝肾之法。方中天麻、钩藤平肝熄风，为君药。石决明咸寒质重，功能平肝潜阳，可除热明目，与君药同用，可增强平肝熄风的力量；川牛膝引血下行，并能活血利水，共为臣药。杜仲、桑寄生补益肝肾，治本；栀子清肝、降火折其亢阳；益母草合川牛膝活血利水，有助于平降肝阳；夜交藤、茯神宁心安神，均为佐药。诸药合用，共成平肝熄风、清热活血、补益肝肾之药。本方为治疗肝阳偏亢、肝风上扰的常用方药。加减：因为眩晕重或头疼剧者，可酌量选加羚羊角、龙骨、牡蛎等，以更增平肝潜阳、活血消风之作用；同时若因为肝火旺，口苦口渴面赤，心烦怒气冲冲，加龙骨和龙胆草、夏枯草等以增强滋补肝肾、泄火热之功；脉薄或弦薄细者，宜酌量加生地、枸杞子、何首乌等以补益肝肾；本方多应用于急性高血压、急性心脑血管性疾病、内耳性头痛眩晕等而若肝阳亢，属于肝火上升型的肝风上扰者。

病案二

眩晕（痰瘀阻窍）

患者安某，男，46岁。

初诊（2020年3月16日）：反复头晕2年，加重2周。2年前患者因受凉感冒出现咳痰，伴头晕不适，经积极治疗，咳嗽、咳痰等症状明显减轻，头晕不适继续存在，曾就诊于西医院，诊断为"前庭神经炎"，口服药物治疗后效果较差，头晕往往反复发作。既往高空工作致头部受伤。现症状可见头晕眼眩，头部出汗如纱布裹身，伴有头痛、恶心欲吐、耳鸣、脘腹胀满等，失眠晚睡早醒，夜间睡不到5小时，舌暗红、苔白质腻，脉细弦涩。查体：血压为110/70 mmHg，闭目难立征（-）。轴助出血检查：头颅内TCT、TCD未见异常。

西医诊断：眩晕综合征。

中医诊断：眩晕（痰瘀阻窍）。

治宜化痰熄风，健脾祛湿，兼化瘀通窍。选方半夏白术天麻汤合通窍活血加减。

处方：姜半夏10 g，炒白术10 g，天麻15 g，茯苓10 g，赤芍20 g，桃仁10 g，红花10 g，山药20 g，泽泻10 g。5剂。每日1剂，水煎，每天3次。

二诊（2020年3月21日）：服药后头晕目眩缓解，闭目难立征（-）。

原方调整剂量，加全蝎3 g，继服5剂，头蒙如裹症状基本消失，后续以原方3剂、研为细末，1日3次，1次6 g，温开水冲服，巩固疗效。

【按语】《医学心悟》云："头旋眼花，非天麻、半夏不除也，半夏白术天麻汤主有气虚夹湿者，书曰：清阳不升，浊阴降下，则上重下轻也，六君子汤主之，亦有肾不足、虚火上炎者，六味汤主之。也有命门火衰，真阳泛化者，八味汤主之。"冉先德《历代名医良方注释》中的诸风眩晕，均属肝。肝风内动，清阳不升，故眩晕头疼；湿阻气滞，故胸膈闷闷，非半夏无法治；眼黑头晕，风虚内作，非天麻无法除。本病常入络成瘀，瘀血相结阻于清窍。痰湿阻滞故见头重昏蒙，胸闷吐恶、苔腻脉滑；瘀血阻窍见头疼痛，痛处固定，舌暗，脉涩。治以化痰熄风，健脾祛湿，兼化瘀通窍。故方以半夏白术天麻汤合通窍活血汤加减，本方证缘于脾湿生痰，湿痰壅遏，引动肝风，风痰上扰清窍所致。风痰上扰，蒙蔽清阳，故眩晕、头痛；痰阻气滞，升降失司，故胸膈痞闷、恶心呕吐；内有痰浊，则舌苔白腻；脉来弦滑，主风主痰。治当化痰熄风，健脾祛湿。方中半夏燥湿化痰，降逆止呕；天麻平肝熄风，而止头眩，两者合用，为治风痰眩晕头痛之要药。李东垣在《脾胃论》中说："足太阴痰厥头痛，非半夏不能疗；眼黑头眩，风虚内作，非天麻不能除。"故以两味为君药。以白术、茯苓为臣，健脾祛湿，能治生痰之源。佐以橘红理气化痰，脾气顺则痰消。使以甘草和中调药。兼加姜、枣调和脾胃，生姜兼制半夏之毒。综观全方，风痰并治，标本兼顾，但以化痰熄风为主，健脾治湿为辅。本方也系二陈汤加味，在原燥湿化痰基础上，加入健脾湿之白术、平肝消风之天麻，而组成化痰灭风剂。加减：若眩晕甚者，可加僵蚕、胆南星等，以增强痰熄之力；头痛者，加蔓荆子、白蒺等可祛风止痛；呕吐者，可加代赭石、旋覆花以止呕；兼气虚者，可加党参、黄芪益气；湿痰偏重，舌苔白滑，可加泽泻、桂枝渗湿饮。现代应用：本方常用于治疗耳源性眩晕、高血压疾病、神经性眩晕、癫痫等。

病案三

眩晕（肝肾阴虚，肝阳上亢）

患者王某，女，48岁。

初诊（2019年10月23日）：眩晕反复发作1年，伴头痛、耳鸣、失眠、多梦10天。患者本人自诉急性眩晕反复连续发作1年，头痛、耳鸣、记忆功能下降，视物模糊，口苦，手足肢冷，心悸。舌暗红，苔薄，脉弦。患者以往有头晕病史1年，10天前无明显诱因出现头晕、头痛、耳鸣、记忆力减退、视物模糊、口苦、手足心热、多梦等症状，在当地医院被诊断为"眩晕症（梅尼尔氏综合征）"，予以对症疗法（具体药物用途不详），仍有眩晕、头痛、恶心等症状，遂要求中医治疗，慕名求诊。患病后，精神疲惫，胃纳减轻，睡眠不足，二便正常。刻下症见：眩晕，头痛，恶心，耳鸣，神疲或饮食少，记忆力减退，视物模糊，口苦，手足心热，失眠，多做噩梦。舌红苔较少，脉弦细。

西医诊断：

1.原发高血压；

2.脑动脉硬化及供血不足。

中医诊断：眩晕（肝肾阴虚，肝阳上亢）。

治宜平肝潜阳，滋养肝肾，熄风定眩。

以服用天麻钩藤饮为主。

处方：益母草20 g，首乌藤45 g，栀子10 g，黄芩10 g，桑寄生12 g，地黄10 g，川牛膝5 g，钩藤10 g，天麻15 g。6剂，每日1次，水服或煎服。

二诊（2019年11月1日）：头痛减轻，仍有眩晕现象，但较早减轻，视物旋转及耳鸣降低，偶有恶心，食欲尚可，二便正常，舌暗红、苔薄少津，脉弦细。认为这次复诊诸症的改善，以眩晕为主，结合舌脉象，认为此时肝阳亢是关键，故选天麻钩藤饮去清热活血的益母草，治平肝潜阳，滋养肝肾。共10剂，每天1剂，水煎服。

三诊（2019年11月12日）：眩晕、头痛明显消失，耳鸣及暂无明显听力及耳聋、胃纳、睡眠均有改进，二便正常。

【按语】中医学认为高血压属于"头痛"和"眩晕"的范畴，致病因素不外风、火、痰、虚。各类晕眩可单独出现，也可互相看到。但从临床上看，以肝阴虚、肾阳虚多见。《临证指南医案眩晕门》中说："所患眩晕者，非外来之邪，乃肝阳风阳上冒耳，甚者有昏厥跌扑之虞，其症状为夹痰、夹火、中虚、下虚，治胆、治胃病，肝之分下虚者必从肝治，补肾滋肝，育阴潜阳，镇摄治也是。"因此，治疗应采用平肝潜阳、滋补肝肾等方法。眩晕位在大脑上，但其疾病与肝、肾关系最为密切。张景岳曰："无虚不作眩，以治虚为主。"《素问》则论到了"诸风掉眩，皆属于肝"。本案前后用天麻钩藤饮减，治疗肝阳上亢之晕证，有显著疗效。方中天麻、钩藤为君药，有平肝消风功；臣药牛膝，助君药增强平肝消风之功，引血而下；佐药桑寄生，补肝肾。诸药配伍共奏平肝潜阳、滋养肾功能，使全身阴阳平衡，血脉通畅，达到治疗的目标。现代药学研究表明，天麻有降低外周血管阻力、降低血压和增加大脑血流等功效，钩藤有降低血压、镇静功效，杜仲和桑寄生有降压功效。

病案四

眩晕（肝肾阴虚）

患者李某，男，55岁。

初诊（2019年9月19日）：主诉头晕、头痛6年，加重1周。患者6年来头晕、头痛、腰膝酸软、心烦易怒，近1周加重。患者自述于6周前因与人吵架后出现头晕，头痛，伴两胁胀痛，急躁易怒，目赤口苦，夜寐差。遂至某西医医院就诊，查血压170/94 mmHg。颈部动脉血管彩超检查提示：动脉粥样硬化及颈部斑块形成；诊断结果为"高血压2级"，给予患者口服1周的硝苯地平缓释片，血压正常，但头晕、疼痛感等症状未完全消失。为了寻求获得中医疗法，今天特来我院内科就诊，症见头晕、头痛，腰膝酸软，心烦易怒，夜眠不宁，便秘，舌质细腻，苔薄白，脉细数。

西医诊断：原发性高血压病。

中医诊断：眩晕（肝肾阴虚）。

治宜滋阴补肾、平肝潜阳。方用天麻钩藤饮加减。

处方：天麻15 g，钩藤10 g，石决明12 g，栀子10 g，山药10 g，夏枯草10 g，菊花10 g，泽泻10 g，生地10 g，制首乌10 g，玄参10 g，女贞子10 g，酸枣仁10 g，酒大黄5 g。5剂，水煎，每日1剂，早、晚各1次。

二诊（2019年9月26日）：上方药连服5剂后，头晕、头疼、腰膝酸软等明显改善，仍然感觉疲倦，面色略红，夜眠不佳，测血压135/80 mmHg，舌质红、苔薄白，脉细。加夜交藤30 g、合欢皮10 g，继服10剂。

三诊（2019年10月8日）：服药后，诸症缓解，测血压130/75 mmHg。继以上方10剂，共为细末蜜制丸，每丸9 g，1次1丸，1日3次，上症再未复发。

【按语】高血压属于祖国医学"眩晕""头痛""肝风"等范畴。《灵枢·海论》指出："髓海不足，脑转耳鸣。"《备急千金要方》指出："其疼痛必达顶峰，以肝之脉与督脉相会，故肝厥头痛多眩。"故认为头疼、眩晕为肝火上炎所致。本病是由阴阳平衡不调引起的一种疾病，与肝、肾两脏有密切的关系，肾乃根本、元气之根，内寓元阳、藏先天精与五脏六腑之精，肾所藏的精气为生命活动之物质，气为元气，同时也是天癸的主宰者。高血压发病的根源是肾，故治疗以补肾养髓为主。临床上多见"阴虚阳亢"和"肝阳上亢"。治当滋阴补肾，平肝潜阳，以天麻钩藤饮加减：天麻、钩藤平肝潜阳祛风，石决明、生地平肝潜阳，夏枯草、菊花平肝潜阳泻火、明目，制首乌、玄参、女贞子滋阴补肝肾，滋阴平肝涵木。

第六节　头痛

病案一

头痛（脾虚生湿，阴虚肝郁）

患者苏某，女，32岁。

初诊（2019年8月2日）：两侧太阳穴附近10多年以来疼痛，加重3天。10年前，因产后头部受冷而经常出现头部靠近两肩和太阳穴疼痛，夏季头痛尤剧，间断于当地的中医诊所和妇科医院门诊进行反复治疗，被诊断为"偏头痛"，疗效不佳，反复持续发作，病情加重。3天前伴随有腰腹痛或胸痛，月经色黑有血块，白带多，呈絮状，味腥。时感发热胸闷，睡眠不足，口臭，早起头痛特剧，口干思水，苦味浓时大便则稀溏，尿微黄。脉细数，舌红，苔白。

西医诊断：

1.神经性头痛；

2.霉菌性阴道炎。

中医诊断：头痛（脾虚生湿、阴虚肝郁）。

治宜健脾祛湿，滋阴补肾疏肝，清利湿热。

方投五苓散、一贯煎合四妙丸：泽泻15 g，猪苓10 g，当归15 g，川楝子10 g，北沙参10 g，麦冬15 g，枸杞子10 g，苍术10 g，黄柏10 g，怀牛膝10 g，薏苡仁10 g，川芎10 g，苦参5 g，土茯苓10 g，知母10 g，蒲公英10 g。共6剂，每日1剂，水煎温服。

二诊（2019年9月10日）：头痛大减，经痛也降低，排便顺畅，口干不显。守上方，再服7剂观后效。

【按语】本病大便稀溏乃脾虚湿之象。《伤寒大白·头痛》云："少阳经头角，耳前后痛。"证属少阳郁热（郁火），阴虚肝郁，故投五苓散为健脾湿，使其不再侮肝、传肾；腰腹胸痛，脉弦，舌红少苔为阴虚肝郁之象，故投以滋阴疏肝之剂；白带多、呈絮状、其味腥乃下焦（肝肾）湿热象，故投四妙丸清利湿热。当归养血止痛，苦参、土茯苓清热燥湿，知母清热泻火，蒲公英清热利湿，黄芩、川芎乃治少阳头痛常用的药对。五苓散虽治病多，但其病机都是水湿内盛、膀胱气化不利。在《伤寒论》中，原治水证的是太阳表邪不解，循经传腑，导致膀胱气化不利，而成为太阳的经腑病。太阳的表邪不解，故头痛微热；膀胱气化不利，故小便不利；水蓄不化，郁遏阳气，气不化津，口无水可承，故渴欲饮水；其人本有蓄下的水，饮之水不能输布上逆，致水即吐，故此也称"水逆证"；水湿内盛，泛溢肌，为水肿；水湿邪，下注大肠，为泄泻；水湿稽留肠胃，升降不正常，清浊相干为霍乱吐泻；水饮停在下焦，水气内动时，脐下悸；水饮犯，阻遏清阳，吐涎而眩；水饮凌肺，肺气不利，则短气咳。治宜利水渗湿，兼用温阳化气。方中再用泽泻为君，以其甘淡、直达肾及膀胱，利水渗湿。臣以猪苓淡渗，增强利水的渗湿力。佐以白术、茯苓健脾化湿。《素问·灵兰秘典论》说："膀胱者，州都之官，津液藏焉，气化则可出矣。"膀胱的气化依赖于阳气蒸腾，故方佐以桂枝温阳化气助利，解表邪以祛邪。《伤寒论》所说的是服后饮暖水，以助汗，使表邪由汗而解。诸药相伍，甘淡渗利，佐以温阳气为主，使水湿邪自小便而出。加减：若水肿兼具表证，可与越婢汤同用；水湿阻塞者，可与五皮饮合用；泄泻偏热者，须去桂枝，可加车前子、木通利水清热。而一贯煎则以治疗肝肾阴虚证为主，肝藏血、主疏泄、体阴用阳，喜条达恶抑郁为主。肝肾阴血虚，肝失养，则疏泄不正常，肝气郁滞，进而逆犯胃，故胸胁痛，吞酸吐苦；肝气久郁，经气不利；阴虚的津液无法上承，故咽口燥，舌红少津；阴血虚，血脉不足，故脉微弱或虚弦。肝肾阴血虚而肝不舒，治宜滋阴养血，柔肝缓郁。方中再用生地黄滋阴、补肝肾为君，内寓水涵木。当归、枸杞养血滋阴柔肝；北沙参、麦冬养肺胃阴生津，意在佐金平木，扶土制木，四药为臣。佐以川楝子少量，疏肝泄热，理气止痛，复其性。药性虽苦，但与甘寒滋阴养血药配伍，则无苦伤阴弊。诸药合用，使肝得养、肝气舒，则诸症可解。

病案二

头痛（痰湿阻滞）

患者马某，女，40岁。

初诊（2020年3月28日）：头痛、头晕反复发作10年，加重2天。近10年来，患者无明显的诱因出现头痛、头晕，伴乏力、纳差、胃痛。无黑蒙晕厥、意识不清，无大便失禁等，在当地诊所和医院进行间断治疗，反复发作，近2天头痛进一步加重，无发热、恶心呕吐和意识障碍，睡眠不佳，大小便正常，舌淡白、苔厚腻，脉濡缓。查体：眼球动作灵活，双侧瞳孔等大等圆，对光反射敏感，脊柱生理弯曲存在，生理反射存在，病理反射未引出。四肢肌力正常，运动自如，双下肢无水肿。

西医诊断：神经血管性头痛。

中医诊断：头痛（痰湿阻滞）。

治宜健脾化湿，化痰降逆。拟半夏白术天麻汤化裁。

处方：檀香5 g，丹参10 g，鸡内金10 g，台乌药10 g，竹茹10 g，延胡索15 g，姜半夏10 g，柴胡12 g，枳壳10 g，泽泻15 g，茯苓10 g，炒苍术10 g，天麻15 g，川楝子15 g。5剂，每日1次，水煎分2次服。

二诊（2020年4月3日）：患者复诊，服上药后头痛、头晕减轻，诸症有所改善。为求进一步巩固疗效故来。上方加川芎10 g继用，嘱舒畅情志，避风寒。

三诊（2020年4月10日）：患者复诊，诉头痛、眩晕基本消失，乏力、纳差、胃脘痛、睡眠均有好转，原方继服。后随访，未再有复发。

【按语】患者头痛、眩晕反复发作10年，经久不愈，结合脉证，诊为痰浊阻络。头痛一证在《黄帝内经》中首次出现，在《素问·风论》中被称为"首风"，在《素问·风论》中，描述了"首风""脑风"的临床特征，指出外感和内伤是引起头痛的主要原因。如《素问·风论》所说的："新沐中风，则为首风""气循风府而上，则为脑风。"《素问·五脏生成》所说的："头痛巅疾，下实虚虚，足少阴、巨阳，甚入肾"等。《黄帝内经》认为，六经疾病都可引起头痛。汉代张仲景在《伤寒论》中谈到太阳、明阳、少阴等头痛，并列出了不同的治疗头痛方药，如厥阴干呕、吐涎沫、头痛者，吴茱萸汤主之。李东垣在《东垣十书》中将头痛分为外感和内伤两种，根据病情及疾患机体的不同，有伤寒头痛、湿热、偏头痛等，气血俱虚的头痛、厥逆的头痛等，并补充太阴头痛和少阴头痛。《丹溪心法头痛》中也有痰厥、气滞等记载，并提出了头痛"若不愈加经药，太阳川芎、阳明白芷、少阴柴胡，太阴细辛、厥阳吴茱萸"，至今仍有临床指导意义。部分医书也记载了"头风"的名称，王肯堂《证治准绳头痛》称："医书多分头痛为二门，然一病也是如此，但有新的去留之耳。浅而近的名头痛，其痛急如雷下，易解散的速安也很容易。深而远的人为头风，其痛止无常，愈后又遇触复发。"但瘀血说少提及，清代医学家王清任大倡血疗之说，《医林改错·头痛》谈到血府逐瘀汤证，说："查患头痛者无表证，无里证，无气虚，无痰饮等证，忽犯忽好，百方不效，用此方一剂而愈。"至此，对头痛的认识也逐渐丰富起来。本例患者头痛、眩晕反复发作10年，经久不愈，当属内伤头痛。病人脾胃衰失，痰浊中阻，上蒙正气清窍，则发为头痛。治以健脾化湿、化痰降逆。其中，天麻、延胡索、台乌药平肝熄风通络止痛，姜半夏、茯苓、炒苍术和中化痰，天麻平肝熄风止痛；中医认为

"久病多瘀"，故加用丹参活血化瘀止痛，檀香、枳壳、柴胡、川楝子等行气以助丹参之功；鸡内金消食化积，竹茹可防燥热药物伤阴之弊。二诊时头痛头晕减轻，加川芎，自古有"头痛必用川芎"之说。诸药合用，共奏治病求本之功。

病案三

头痛（肝寒犯胃、营血不足兼外感）

患者郭某，女，18岁。

初诊（2019年8月28日）：头痛10余年，加重2年。患者在10年前受凉感冒后，以顶枕疼痛为主，无意识障碍，无大便失禁，无胸痛等症状，曾就诊于私人诊所，起初发作数较少，后逐渐增多。近2年每在月经前后，疲劳和休息不规则时均有发作，以两旁太阳穴为剧，有时还伴有寒冷、头晕或吐。近几日轻微感冒，鼻塞，低热，颈部不适。月经量较少，眼睛发黑。脉细，舌红苔略厚。

西医诊断：神经性头痛。

中医诊断：头痛（肝寒犯胃、营血不足兼外感）。

治宜温肝暖胃、补血和血兼解表。

方投吴茱萸汤、四物汤合桂枝汤化裁。

处方：吴茱萸10 g，党参15 g，熟地10 g，当归10 g，川芎15 g，桂枝10 g，白芍20 g，炙甘草5 g，生姜10 g，葛根20 g，羌活5 g，防风10 g，乌药10 g，黄芪10 g。共3剂，每日1剂，水煎温服。

二诊（2019年9月16日）：服药后感觉头痛减轻，但自述昨晚头部有隐痛感。睡眠不足。舌脉与之相同。守上方加远志10 g。

三诊（2019年9月24日）：诉服上述3剂汤药1剂后头部舒适。守上方。

四诊（2019年10月15日）：诸症消失，已获全效。为巩固疗效，再服20剂粉末，每次5 g，每天3次冲服。1个月后随访，痊愈。

【按语】吴茱萸汤的主要功能是："干呕，吐涎沫，头痛者，吴萸汤主之。"患者的头部两侧都有靠近头部太阳穴的疼痛。证属少阴。头晕，呕吐甚或恶寒，脉细乃厥阴经寒邪犯胃，投吴茱萸汤温肝暖胃；月经少，头晕是营血虚所致，投四物汤以补肝血；近几日轻微感冒，鼻塞，低热，后颈疼痛是肝阴阳二虚、风寒侵袭肺所致，投桂枝汤与葛根一起祛风。川芎行血之气，黄芪补脾健脾，防风祛风解表，助桂枝汤之功。二诊加炙远志，以改进睡眠。三、四诊时加五苓散以健脾湿，脾健则气血调和，制成粉剂以巩固疗效。

病案四

头痛（肝郁脾湿，肝寒犯胃）

患者赵某，男，65岁。

初诊（2019年9月11日）：左侧太阳穴附近疼痛持续了4年左右。患者4年前就开始在左侧的太阳穴附近痛，伴有恶心呕吐，夜晚或寒冷时加重，按之略舒。两肩疼痛3年，睡眠不足，夜尿3次左右。不欲食，或多则腹胀，轻微口干。自诉容易发脾气，人际关系紧张。脉弦，舌淡红白。血压124/94 mmHg。

西医诊断：神经性头痛。

中医诊断：头痛（肝郁脾湿，肝寒犯胃）。

治宜疏肝健脾、暖肝理胃。

方投逍遥散合吴茱萸汤加味。

处方：当归10 g，赤芍、白芍各15 g，柴胡10 g，薄荷10 g，茯苓15 g，炙甘草10 g，白术10 g，生姜10 g，吴茱萸5 g，党参10 g，大枣10枚，川芎10 g，黄芩10 g，制附片6 g，羌活10 g，防风10 g，桑寄生15 g，杜仲15 g。3剂，每日1剂。

二诊（2019年9月16日）：头痛明显减轻，夜尿1～2次，睡眠有所改善。余无明显不舒服。脉舌与之相同。血压为126/88 mmHg，守上方再服7剂以收全功。

【按语】外感头痛之病性多属表属实，病因是以风邪为主的六淫邪气，一般病程较短，预后较好。内伤头痛大多起病较缓，病程较长，病性较为复杂，一般来说，气血亏虚、肾精不足之头痛属虚证；肝阳、痰浊、瘀血所致之头痛多属实证。虚实在一定条件下可以相互转化。例如痰浊中阻日久，脾胃受损，气血生化不足，营血亏虚，不荣头窍，可转为气血亏虚之头痛。肝火日久，阳热伤阴，肾虚阴亏，可转为肾精亏虚的头痛，或阴虚阳亢，虚实夹杂。患者易怒、头痛、脉弦，不欲饮食或食多则不消化，口干欲饮水及舌淡红，乃肝郁脾虚之象，首以逍遥散疏肝健脾；加用杜仲、桑寄生、制附片，体现了"从阳引阴"之宗旨。脑为髓海，依赖于肝肾精血和脾胃精微物质的充养，故内伤头痛之病机多与肝、脾、肾三脏的功能失调有关。肝主疏泄，性喜条达。头痛因于肝者，或因肝失疏泄，气郁化火，阳亢火升，上扰清窍而致；或因肝肾阴虚，肝阳偏亢而致。肾主骨生髓，脑为髓海。头痛因于肾者，多因房劳过度，或禀赋不足，使肾精久亏，无以生髓，髓海空虚，发为头痛。脾为后天之本、气血生化之源，头窍有赖于精微物质的滋养。头痛因于脾者，或因脾虚化源不足，气血亏虚，清阳不升，头窍失养而致头痛；或因脾失健运，痰浊内生，阻塞气机，浊阴不降，清窍被蒙而致头痛。若因头部外伤，或久病入络，气血凝滞，脉络不通，亦可发为瘀血头痛。治疗原则：外感头痛属实证，以风邪为主，故治疗主以疏风，兼以散寒、清热、祛湿。内伤头痛多属虚证或虚实夹杂证，虚者以滋阴养血、益肾填精为主；实证当平肝、化痰、行瘀；虚实夹杂者，酌情兼顾并治。

病案五

头痛（气虚血瘀，肝阳亢盛）

患者曹某，男，63岁。

初诊（2019年8月10日）：头痛，眩晕，耳鸣和视物模糊，自觉左侧肢体无力5年，加重1个月。既往患高血压病13年，平时服用卡托普利等药物，对血压的控制感到不满意，时有头疼、眩晕、耳鸣和视物模糊，自觉左侧肢体麻木，加服复方丹参片等无效，近日又因情感波动再一次出现上述症状，来我院求医。症见头痛、头晕、耳鸣，左侧肢体酸沉，握力可，胸闷心慌，烦躁不安，口干，失眠，睡梦中常见小腿抽筋，大便偏干，血压169/108 mmHg，查血脂：TC 6.5 mmol/L，TG 2.3 mmol/L，HDC 0.6 mmol/L。舌质暗红，舌下脉络瘀曲，苔黄厚腻，脉细弦。

西医诊断：原发性高血压病。

中医诊断：头痛（气虚血瘀，肝阳亢盛）。

治宜平肝潜阳，益气活血通络，予天麻钩藤饮合通窍活血汤、四君子汤为主方加减。

处方：天麻10 g，钩藤10 g，石决明10 g，山栀子10 g，桑寄生10 g，怀牛膝10 g，黄芩10 g，益母草10 g，首乌藤10 g，麝香10 g，桃仁10 g，红花10 g，龟甲10 g，丹参10 g，党参10 g，茯苓10 g，炙甘草10 g。共3剂，水煎温服，每日1剂。

二诊（2019年8月25日）：患者诉服药后头晕、头痛、恶心、耳鸣、视物模糊及肢体麻木等症状较前好转，小腿未抽筋，入睡好，饮食尚可，测血压160/102 mmHg。服药后已见疗效，效不更方，嘱继服上述汤剂治疗。

三诊（2019年9月10日）：患者精神可，肢体有力，仍有头晕、头痛、胸闷、耳鸣、后背怕冷等感觉，舌暗红，脉细弦。病邪虽去，但未痊愈，守原方继服。

四诊（2019年9月25日）：患者头晕、头痛、胸闷、耳鸣、后背怕冷、肢麻等症状均消失，仅自述左下肢略有沉重感，测血压144/90 mmHg，复查血脂：TC5.7 mmol/L，TG1.4 mmol/L，HDC0.8 mmol/L。随访半年血压控制稳定，病情未复发。

【按语】这一病例的高血压，症见头疼、眩晕、耳鸣和肢麻等中风先兆，舌下脉络瘀张、血瘀之象，高血压长时间不能及时纠正的人，常有中风危险。《医宗金鉴》曰："如大指次指麻木，或手足无力，或肌肉微掣"，均为中风前兆。《黄帝内经》曰："四十而阴之阴"。气自半，元气不足，运血无力，气虚则血瘀。诸药合用标本兼治，共奏补肾、气血调养、清心火之功。标本兼顾，益气活血通络治其本，平肝降压治其标。动静结合，益气活血可交通心肾，滋肾可平肝，养肝可潜阳，平肝泻火，补肾降压，从而消除临床症状，控制血压而共奏其功。

病案六

头痛（肝肾亏虚，脑海失充，肝阳亢盛）

患者刘某，女，53岁。

初诊（2019年5月16日）：头痛，头晕，反复发作8年。外院确诊为原发性高血压病，平时服用卡托普利等药物，血压控制不稳定，因头痛、头晕伴烦躁不安、失眠、耳鸣、口干、纳差、乏力、胸闷、腰膝软等不适症状，特来院就诊。血压为158/98 mmHg。症见：头痛以前额为主，伴有眩晕，耳鸣，恶心，口干，烦躁，面色潮红，胸闷，心悸，多梦，大便干结。舌质红，苔少薄黄，脉弦数。

西医诊断：原发性高血压病。

中医诊断：头痛（肝肾亏虚，脑海失充，肝阳亢盛）。

治宜补益肝肾，滋阴潜阳，开窍通络。

选方六味地黄汤合通窍活血汤加减治疗，嘱其注意休息，避免过于劳累。

方药：熟地黄24 g，山萸肉、干山药各20 g，泽泻、牡丹皮、茯苓去皮各9 g，桃仁、红花各12 g，当归10 g，瓜蒌10 g，炙甘草6 g。共6剂，水煎温服，每日1剂，分2次服。

二诊（2019年6月5日）：患者诉经上一阶段治疗后，精神明显好转，现无恶心、胸闷及心悸，仍有头晕、头痛不适，睡眠、饮食尚可，测血压156/98 mmHg。嘱继续服用上述汤剂，并注意休息，避免情绪波动。

三诊（2019年6月26日）：患者一般情况可，头痛、头晕等症状基本消除，复测血压148/90 mmHg，复查血脂：TC 2.3 mmol/L，TG 1.5 mmol/L，HDC 0.9 mmol/L。嘱继续服药3疗程（30天）后临床症状消失。随诊至今，血压控制平稳。

【按语】《素问·至真要大论》中有"诸风眩晕，皆属肝"之说，肝血无法上荣，故目涩；肾阴虚，水不含木，肝阳亢上升，故头晕头痛、脑涨。腰膝肢软、乏力等症皆为肝肾不足所致。肾藏精，为先天之本；

肝为藏血之脏。精血相互转化，而肝肾阴血不足则常可互相影响。肾主骨生髓，齿为骨余，肾阴不充则骨髓不足，故腰膝酸软无力，牙齿摇动；脑为髓海；肾开窍于耳，肾阴不足，精上承或虚热生内热，甚者火上炎，故骨蒸热、渴汗、盗汗、小便淋漓，舌红苔少苔，脉沉数。治宜补肝肾，适当配伍清热、泻湿之品。方中重用熟地黄滋阴、补肾，为君药，补精益髓。山茱萸补肝肾，能涩精，取"肝肾同源"的意思；山药又补脾阴，也可固肾、共为臣药。三药相配，肾肝三阴并补，为"三补"，但熟地黄的用量为山萸肉和药之合，故仍以肾为主。泽泻利湿，泄肾浊，并能降熟地黄滋腻；茯苓淡渗利湿，并助山药健运，与泽泻一起泻肾浊，助真阴复位；丹皮清热，制山茱萸肉，温涩。三药叫作"三泻"，都是佐药。不仅平肝益肾，滋阴潜阳，开窍通络，还注重"治病求本"，恰合机宜，其证悉安。

第七节　淋病

病案一

石淋（湿热蕴结）

患者蔡某，女，52岁。

初诊（2020年3月28日）：右侧腰腹部疼痛反复发作1个月。1个月前患者身体无明显的疾病诱因，出现明显腰腹疼痛，症状反复时有发生，时轻而重，有明显尿频、尿急、尿痛，无明显发热恶寒，饮食清淡，睡眠正常。2型糖尿病病史6年，在当地医院间断治疗。查体：舌质红，苔微黄，脉弦数；心、肺无明显异常，腹平软，无压痛及反跳疼痛，右肾区敲击痛（-），眼睑和双下肢无水肿。

西医诊断：

1.泌尿系结石合并感染；

2.2型糖尿病。

中医诊断：石淋（湿热蕴结）。

治宜清热利湿，排石通淋。

方用石韦散加减。

处方：石韦15 g，续断10 g，台乌药10 g，生地黄10 g，地骨皮20 g，柴胡15 g，郁金10 g，滑石20 g，海金沙15 g，金钱草15 g，茯苓10 g，焦杜仲15 g，炒苍术15 g，冬葵子15 g，川牛膝10 g。5剂，每日1剂，水煎，分2次服。

二诊（2020年4月7日）：诉右侧腰腹部疼痛及尿频、尿急、尿痛症状较前减轻，症见乏力，少腹坠胀，舌红，苔薄黄，脉弦数。上方加黄芪、白术各30 g，继服5剂。

三诊（2020年4月14日）：右侧腰腹部疼痛明显减轻，再无尿频、尿急、尿痛症状，舌红，苔薄黄，脉弦数。上方继服5剂，后随访，未复发。

【按语】本例患者自诉右侧腰腹部疼痛，症状反复出现，时轻时重时有尿频、尿急、尿痛。病为石淋，证属湿热蕴结。本病为湿热蕴结下焦，肾与膀胱气化不利，病位在肾与膀胱。腰为肾之府，若湿热久蕴，熬津成石，则致石淋，可见腰部疼痛反复发作，可放射至外阴部。本病一般预后较好，若处置不当，可致热毒进入营血。本病辨证准确，方用石韦散加减。方中石韦、海金沙排石化物清水通淋。滑石、柴胡、郁金等清热活血利湿，地骨皮、杜仲等是具有活血强筋作用的药，补益于肝肾，川牛膝等活血滋补，引血下行。全方共奏清热消肿利湿、排石通淋两大功效。患者有神疲乏力、少汗或腹胀等临床症状，为石淋长期存在时虚实互相夹杂，当临床标本虚实兼顾时，为确证石淋长期存在。故原方中加入黄芪、白术以补益中气。故获效满意。

病案二

热淋（湿热下注，邪伏少阳）

患者曹某，女，48岁。

初诊（2019年8月19日）：发热恶寒2个月伴小便频数涩痛。病人2

个月前没有明显的发病诱因，出现恶寒。恶寒时常发作，口苦、口渴、咽酸，舌干，头晕，恶心，全身疼痛，小便时有涩痛，少数时腹胀疼痛，腰痛反复持续发作，多次在当地专科医院接受诊治，病情反复持续发作。为进一步诊治，故慕名前来求诊。诊：舌质淡红，苔薄白，微腻，脉滑。尿常规回报：白细胞（+++），红细胞（+），蛋白尿（+-）。

西医诊断：急性肾盂肾炎。

中医诊断：热淋（湿热下注，邪伏少阳）。

治宜清下焦湿热，和解表里。以小柴胡汤与龙胆泻肝丸加减。

处方：龙胆草 5 g，清半夏 10 g，柴胡 20 g，生甘草 5 g，生白术 10 g，党参 10 g，猪苓 10 g，茯苓 10 g，泽泻 10 g，黄芩 10 g，连翘 20 g，桂枝 5 g，生姜 10 g。3 剂，每日 1 剂，水煎服。

二诊（2019 年 8 月 23 日）：服药后发热畏寒、口苦咽干、头晕、恶心和全身酸痛症状消失。小便频数、涩痛、少腹胀疼痛、腰疼明显减轻，舌质红、苔微腻，脉滑。去党参、桂枝，加泽泻、木通、车前子清热利湿。加生地、当归滋阴养血。5 剂，每日 1 剂，水煎服。

三诊（2019 年 8 月 29 日）：诸症消失，已获全效。为巩固疗效，再进 3 剂。1 个月后随访，痊愈。

【按语】本病为下焦湿热及伤寒少阳证，见寒热交往无定时，胸胁腹痛、心烦喜呕，或腹痛或渴咳，利、悸等症状，口苦耳聋、脉弦等。因病邪到半表半里，正邪争论不休，正胜发热，邪胜则发寒，故恶寒和热症交替出现。尿血病机在膀胱内移热，病变位置在膀胱内，龙胆泻肝丸起源于古名方《医方集解》，其中龙胆草上泻肝胆实火，下清下焦湿热，为君药。黄芩、栀子苦寒，有清热燥温、导热下行之效，为臣药。木通、车前子清热利湿，生地、当归具有滋阴补血之功效。柴胡具有疏肝解郁、引经止痛功效。甘草与其他药物相互调和。临证加减变化：呕逆加生姜、陈皮；咳嗽去半夏、生姜，加五味子、干姜（气逆肺寒）。

病案三

石淋（湿热蕴结）

患者马某，女，52岁。

初诊（2020年3月28日）：反复腰背部疼痛发作1个月。1个月前患者腰背疼痛，症状反复发生，时轻时重，有尿频、尿急、尿痛，无发热恶寒，纳食可，夜寐安，大小便均可。查体：舌红，苔薄，脉弦数；心、肺未见明显异常，腹平软，无压痛及反跳痛，眼睑和双下肢无水肿。

西医诊断：泌尿系结石合并感染。

中医诊断：石淋（湿热蕴结）。

治宜清热利湿，排石通淋。方用石韦散加减。

处方：石韦15 g，续断10 g，台乌药10 g，生地黄10 g，地骨皮20 g，柴胡15 g，郁金10 g，滑石20 g，海浮石15 g，海金沙15 g，金钱草15 g，茯苓10 g，炒苍术15 g，冬葵子15 g，川牛膝10 g，焦杜仲15 g。5剂，每日1剂，水煎分2次服。

二诊（2020年4月7日）：服药后腰背部疼痛及尿频、尿急、尿痛症状较前减轻，症见神疲乏力，少腹坠胀，舌红，苔薄黄，脉弦数。上方加黄芪、白术30 g，继服5剂。

三诊（2020年4月14日）：腰背部疼痛明显减轻，再无尿频、尿急、尿痛症状，舌红，苔薄黄，脉弦数。上方继服5剂。后随访，未复发。

【按语】《中藏经·论诸淋及小便》曰："五脏不通，六腑不和。三焦痞涩，营卫耗失。砂淋者，腹脐中隐痛，小便难，其痛不可忍，须臾以小便中下如砂石之类。"本例病人自诉腰部疼痛，症状反复发生，时轻时重，有尿频、尿急、尿痛等。病为石淋，证属湿热蕴结，湿热下焦，肾与膀胱气化不利，病位在肾和膀胱之间，腰为肾府，若湿热久蕴、熬尿成石，则致石淋，可见腰痛反复发作，可放射到外阴。本病轻者一般预后较好，若处置不当，可致热毒入营血等重病。本病证实准确，方用石韦散加减。方中石韦、海浮石、海金沙化石。金钱草通淋。

滑石、柴胡、郁金等清热利湿。地骨皮、杜仲等筋骨强健，补益肾。川牛膝活血。全方共奏清热利湿、排石通淋功效。石淋日长时间，患者有神疲乏力、少腹坠胀等症状，为虚实夹杂，当标本兼顾时，故原方加入补中气的黄芪，白术则以补中气为主。故获效满意。

第八节　水肿病

病案一

水肿（心阳不振，水气凌心，瘀血阻滞）

患者张某，男，68岁。

初诊（2019年10月9日）：胸闷心悸2年多，加重伴全身水肿1周多。经某家医院确诊为"慢性心力衰竭"。给呋米片、螺内酯片、地高辛片等西药治疗后，水肿渐消退，但仍感心悸气短。症见心悸，气短，不能平卧，全身性水肿，下肢按之凹陷不起。心脏二尖瓣区可闻及舒张期杂音，心率100次/分，血压150/95 mmHg。心律不齐，间有脉结，舌质暗红色，苔白腻，脉沉细弱。

西医诊断：慢性心力衰竭，心功能Ⅲ级。

中医诊断：水肿（心阳不振，水气凌心，瘀血阻滞）。

治宜益气温阳，活血利水。自拟参芎舒心通方。

处方：红人参15 g，茯苓10 g，炒白术10 g，瓜蒌10 g，半夏10 g，陈皮10 g，泽兰10 g，川芎15 g，丹参10 g，麦冬10 g，附子10 g（先煎），炙甘草5 g。3剂，水煎服，每日1剂，分2次口服。

二诊（2019年10月14日）：服上药后，水肿及气短明显减轻，可起床活动，今日步行来我处复诊。在上方中加入葶苈子10 g、大枣10 g，以增强泻肺利水之功。

三诊（2019年10月20日）：心悸、气短、水肿明显消失。精神转佳，诸症皆消。

【按语】祖国医学中的本病属于"心悸""头晕""水肿"，多为年老体虚，病情反复发作和进行性加重，病情延续日久。本病病理变化以心为主，但与肺、肾有密切关系。从病理机制来看，多为虚实夹杂，表现出心肾俱虚、脾肾两虚，瘀血内停、水湿泛溢，故虚实（湿）为病变的基础，参芪舒心通方更多地体现出调脾护心的特点，治肺可横贯心衰。红人参大补元气，益气健脾养心，温阳助运，化气行水，振奋心阳，温通血脉；茯苓、炒白术补脾益气甘淡渗利；瓜蒌、半夏、陈皮化湿祛痰，调脾行气；泽兰活血利水、消肿；川芎、丹参活血通脉；麦冬滋阴敛气，辅阳气之生，制温热药之燥，甘草调和诸药。

病案二

水肿（脾肾亏虚、瘀阻肾络）

患者罗某，男，81岁。

初诊（2020年3月5日）：双下肢水肿2个月余。患者以往有"2型糖尿病"病史18年，目前已皮下注射门冬胰岛素50注射液，早24 U、晚18 U，未规则监测血糖情况，2个月前没有明显的诱因出现双下肢水肿，伴有腰痛、夜尿频、泡沫尿、神疲乏力、纳差等症状。门诊检查的尿常规：尿蛋白（2+）。自服金水宝胶囊后病情未见好转，现为中医治疗而来我科。刻下症见双下肢水肿，腰部疼痛，夜尿多、泡沫尿，疲乏无力。舌质紫暗，舌胖大，舌苔白，脉沉。

西医诊断：糖尿病肾病（Ⅳ期）。

中医诊断：水肿（脾肾亏虚、瘀阻肾络）。

治疗宜健脾固肾、活血化瘀。

处方：生黄芪30 g，炒山药30 g，炒苍术10 g，葛根20 g，川芎30 g，丹参30 g，芡实20 g，金樱子30 g，鸡血藤20 g。5剂，水煎服，每日1剂，分2次服用。

二诊（2020年3月10日）：服药后双下肢水肿减少，泡沫尿降低，腰部疼痛、夜尿频频、乏力纳差改善。尿常规：尿蛋白（1+）。上方加茯苓10 g淡渗利湿、益母草10 g活血。5剂，水煎，每日1剂，分2次服用。

三诊（2020年3月15日）：再次服药后患者精神紧张状况明显有所改善，双下肢轻度局部水肿，尿中尿液泡沫浓度明显降低。饮食可，偶觉腰酸乏力。尿常规：检查尿蛋白（±）。上方加桃仁10 g、莪术10 g。5剂，水煎，每日1剂，分2次服用。

四诊（2020年3月20日）：服药后双下肢水肿消失，尿中无泡沫，未诉腰酸乏力，复查尿常规：尿蛋白（-）。守方治疗，7剂，水煎服，每日1剂，门诊随诊。

【按语】 2型糖尿病慢性肾病是一种常见的典型微血管性肾病并发症，属现代中医慢性消渴病症类、肾病上消类、肾水肿疾病类，国家中医药管理局制订的诊疗规范将其正式定名为"消渴肾病"。历代医家对糖尿病所致肾脏损伤早有阐述。本病的成因主要有糖尿病迁移日久、长期患有糖尿病、肾络损伤等。瘀阻肾络，封藏不固，以致精微物质随溺下泄，出现蛋白尿。久病及肾，肾失固摄，夜尿频多，开阖不利，水邪内停，发为水肿。水湿内停，损伤脾胃，脾失运化，纳差乏力，脾失统摄，则进一步加重精微外泄。其核心病机是脾肾亏虚，肾络瘀阻。因此，健脾固肾、活血化瘀是临床上治疗糖尿病的主要方法，国内用生黄芪、制何首乌、桃仁、雪草等中药来治疗糖尿病，在抗肾小球纤维化、延缓慢性肾病发展等方面，通过肾病理观察，有减少系膜细胞的增生、系膜基质的增多和降低肾小球底膜的通透率等作用。

病案三

水肿（热毒伤肾、肾络瘀阻）

患者陈某，女，36岁。

初诊（2019年8月15日）：反复多关节痛伴双下肢水肿，泡沫尿1周。患者以往有"狼疮性肾炎"5年多，长期服用糖皮质激素治疗，症状缓解，半年前自行停止服用糖皮质激素，1周前未明显诱因出现双下肢水肿，泡沫尿等。门诊检查尿常规：尿蛋白（2+）、红细胞沉降率79 mm/h，考虑为"狼疮性肾炎复发"。刻下症见双下肢水肿，腰痛，小便黄赤浊，口干多饮，失眠多梦，舌质暗红色，舌胖大，苔黄色，脉滑。

西医诊断：狼疮性肾炎。

中医诊断：水肿（热毒伤肾、肾络瘀阻）。

治宜清热解毒、凉血活血。

处方：白花蛇舌草30 g，半枝莲15 g，生薏苡仁30 g，丹皮10 g，丹参30 g，青蒿10 g，川芎30 g，茯苓30 g，酸枣仁15 g，白茅根30 g，青风藤30 g，鸡血藤30 g。5剂，水煎服，每日1剂，分2次服用。

二诊（2019年8月20日）：服药后便黄赤浊、口干多饮、失眠多梦明显改善，双下肢水肿减轻，仍觉腹胀纳差，恶心胃痛，腰部疼痛。舌质暗红，舌胖大，舌苔黄厚，脉滑。尿常规复查：尿蛋白（+），隐血（-）。上方加生麦芽15 g，法半夏10 g，陈皮15 g，苍术20 g，琥珀10 g，酸枣仁20 g，湿化浊气，镇心安神。5剂，水煎，每日1剂，分2次服用。

三诊（2019年8月25日）：服药后失眠、多梦、腹胀、恶心症状消失，小便黄赤浊、口干渴、双下肢水肿明显减少，仍自觉纳差，腰部疼痛，舌质暗红，舌体肥大，苔薄黄脉滑。尿常规复查：尿蛋白（±），隐血（-）。上方去酸枣仁、琥珀、陈皮、苍术等。5剂，水煎，每日1剂，分2次服。

四诊（2019年8月30日）：再次服药后出现双下肢轻微局部水肿，手足发热，腰痛。舌质红，苔薄，脉细而滑。尿常规复查：尿蛋白（-），隐血（-）。患者体内瘀热毒邪显著得到减轻，肾阴虚象逐渐明显出现。上方去半夏，加上生地、女贞子各10 g，旱莲草30 g，以滋补肾阴。5剂，水煎服，每日1剂，分2次服用。

五诊（2019年9月5日）：服药后双下肢水肿消失，未诉明显不适。尿常规：尿蛋白（-），隐血（-）。守方治疗，7剂，水煎服，每日1剂，门诊随诊。

【按语】狼疮性肾炎是系统性红斑狼疮（SLE）多器官损伤最常见的临床表现之一，病理学资料的结果表明，SLE肾脏受损率达100%，中医学认为该病的基本机理是热毒侵淫、肾阴亏虚、瘀血阻络。而热毒内蕴、损伤肾络是贯穿病情始终的一个特征。以清热解毒、凉血活血为主治疗疾病。本例患者二诊时出现腹胀、纳差、恶心等症状，结合舌脉，考虑为湿浊蕴滞脾胃所致，故加用法半夏、陈皮、苍术燥湿化浊，四诊时患者瘀热毒邪已明显祛除，故素体肾阴亏虚之证显露，加用二至丸滋阴补肾。据现代药理研究，生麦芽、青蒿具有抑制狼疮细胞活动的作用，结合糖皮质激素和免疫抑制剂诱导狼疮缓解，整个治疗过程谨守热毒血瘀这一核心病机，随症加减，故临床疗效显著。

病案四

水肿（阳虚水犯，瘀血内阻）

患者李某，男，58岁。

初诊（2020年3月28日）：反复胸闷、心悸、气短半年伴水肿。半年前患者劳累后出现胸闷、心悸、气短，动则加重，全身水肿较多，以双下肢水肿为主，就诊于一家医院，心电图显示：左室高压。胸部正位片：心脏左下延伸。既往高血压病史10年，血压最高180/110 mmHg，间断服复方降压片，诊断为"高血压心脏病、慢性心功能不全"，予地高辛0.125 mg，每日1次；螺内酯20 mg，每日1次。服药后症状缓解不明显，遂来就诊。刻下症见心悸，气短，活动后加重，眼睑及双下肢水肿，口唇发绀，纳差、睡眠差。舌暗红，苔白腻，脉细数。

西医诊断：

1.高血压心脏病；

2.慢性心功能不全。

中医诊断：水肿（阳虚水犯，瘀血内阻）。

方用真武汤合血府逐瘀汤减。

处方：制附片10 g（先煎久煎），茯苓15 g，炒白术15 g，炒白芍10 g，生姜5 g，泽泻15 g，桃仁15 g，红花10 g，柴胡10 g，枳壳10 g，川芎15 g，甘草6 g，桔梗10 g，丹参15 g。3剂，水煎服，每日1剂，分2次服。

二诊（2020年4月2日）：服药后诸症明显减轻，但仍感四肢无力、气短。上方加生黄芪30 g，3剂，水煎服，每日1剂，分2次服。

三诊（2020年4月6日）：服药后全身水肿消退，乏力、气短明显减轻。上方去泽泻，加党参15 g。5剂，共研细末，9 g/次，每日2次，后随访1年未见复发，可干一些轻体力活。

【按语】真武汤是张仲景《金匮要略》中的温阳利水、治疗阳虚水犯方剂，盖水制在脾，主要是肾之主，脾阳虚湿难运化，肾阳虚水不气而致湿内停。肾中阳气衰，寒水停止，小便不利；水湿在四肢泛溢，使人疼痛或肢体水肿；水湿流在肠间，则腹痛下利；上逆肺胃，则或咳或吐；水气凌心，则心悸；水湿阻，清阳升高，头眩晕。如果太阳病汗过多，耗阴伤阳、失温阳，加之水渍筋肉，则身体筋骨动力不足、站立不稳。其证因阳虚水泛，故治之以温阳利水为主。本方附子为君药，制附片辛甘热，用温肾助阳，以化气行水，兼暖脾土，以温运湿。臣以茯苓利水渗透，使水邪自小便；白术健脾燥湿佐以姜之温散，既助附子温阳散寒，又合苓、术宣水湿。白芍也是佐药，其义有四：一者以小便行水，《本经》则言其可利小便，《名医别录》则称其为"去水，利膀胱"；二者柔肝缓急止痛；三者敛阴舒筋；四者防止附子燥热伤阴，以利久服缓治。如此组方，温脾肾助阳，利小便祛水邪。现代药学研究中，附子具有与洋地黄相似的作用。泽泻、茯苓有轻度利尿作用，与西医学强心利尿治法不谋而合，但没有洋地黄和利尿剂的副作用。血府逐瘀汤是清代医学家王清任《医林改错》中的活血、开胸、理气之方，两方合用，相得益彰，既可温阳利水，又可活血化瘀，对心功能不全患者，属阳虚水犯、瘀血内阻之证有较好疗效，此外，对肺心病、慢性肾炎亦有一定疗效。

第九节　消渴病

病案一

消渴病（阴虚燥热、气阴两伤）

患者王某，男，56岁。

初诊（2019年5月6日）：因"多饮伴腰部酸痛、疲乏无力5年"就诊。患者近5年来自感疲乏无力，腰部偶有酸痛，体检时发现血糖偏高，空腹血糖8.3 mmol/L，餐后2 h血糖12.1 mmol/L，未引起重视，间断口服"消渴丸、二甲双胍、格列美脲"等药（具体不详），血糖控制不良。近半年来出现口干口渴喜饮，并伴有腰膝酸软无力，全身疲乏无力，小便混浊，大便偏干。其平素体健，喜欢食用肥甘厚味之品。此次来院后化验空腹血糖为10.4 mmol/L，餐后2 h血糖为13.8 mmol/L，糖化血红蛋白为9.4%。诊查：面色潮红，舌质红略暗，苔少，脉象细滑。

西医诊断：2型糖尿病。

中医诊断：消渴病（气阴两伤、阴虚燥热）。

治法：泻火养阴，益气生津，化瘀通络。

方药：经验方益气抑糖饮加减。

处方：粉葛30 g，知母20 g，玄参15 g，生黄芪45 g，太子参15 g，生地黄30 g，麦冬15 g，黄连20 g，蒲公英15，生白术10 g，熟大黄10 g，枸杞15 g，山萸肉30 g，竹茹10 g，枳实10 g，沙苑子30 g，怀山药15 g，水蛭10 g，丹参15 g。共7剂，水煎服，每日1剂，早、晚分2次温服。

二诊（2019年5月14日）：患者服上药7剂，自我感觉症状有所好转，口干口渴、小便浑浊明显改善，仍感觉体力不够，稍稍走路活动就感到腿酸乏力，手脚发麻，大便每日2次，比较通畅，夜尿1～2次。复查空腹血糖8.6 mmol/L，尿常规中尿糖（−），舌质红略暗，苔薄白，脉沉细。继续给以前方，黄芪改为90 g以添益气固本之力。7剂，水煎服，每日1剂，早、晚分2次温服。

三诊（2019年5月22日）：患者诉口干口渴基本得到缓解，体力上较前有所增加，夜眠比较安宁。复查空腹血糖5.7 mmol/L，尿糖（−）。舌质淡红，苔薄白，脉沉细。上方有效，此次前方不变，继续7剂以巩固疗效。

四诊（2019年6月2日）：已经恢复正常生活及工作，自觉症状基本消失，今日复查空腹血糖5.3 mmol/L，糖化血红蛋白5.7%，尿糖（−）。坚持口服院内中药制剂益气抑糖饮，每次6 g，每天3次，继续巩固治疗，以防止反弹。嘱其饮食、情志、生活调理。半年后再次复查，血糖、尿糖等均在正常范围。

【按语】2型糖尿病是临床常见病、多发病，该病的发生与个人的体质因素关系密切，并和情志失调、饮食失节、劳倦过度等因素有关，其重要的发病基础是胰岛素抵抗。该患者属于阴虚阳亢体质，且长期食用"肥甘厚味"等高热量饮食，加之烦劳过度，导致血糖升高，即中医"消渴病"。中医有云"二阳结为之消"，胃肠结热伤阴，如果日久可累及肾阴，胃肠结热为邪热，为壮火，伤阴的同时更可耗气，因此多见气阴两虚证。久病阴损及阳，阴阳俱虚，病久入络，继而导致瘀血内生，阻滞络脉，故成为糖尿病诸多并发症的病理基础。王老在糖尿病的治疗上尤其注重益气滋阴，《近效方》中有云："治消渴能饮水，小便甜，有如脂麸片，日夜六、七十起：冬瓜一枚，黄连十两。上截冬瓜头去瓤，入黄连末，火中煨之，候黄连热，布纹取汁。一服一大盏，日再服，但服两三枚瓜，以差为度。"故王老在消渴病的临证治疗上擅长运用黄连、重用大黄，以达清热凉血、消积导滞及活血化瘀之效，以黄连温胆汤为基础方，随患者的症状不同而加减。如症见小便频数，口渴多饮，倦怠乏力，形体消瘦，大便干结，肢体水肿，五心烦热，舌质红，苔薄或少，脉细无力，属于气阴两虚证患者，治疗辅以养阴清热凉血为法，方中重用太子参（30～60 g），同时加用黄连10 g以清中焦燥热；如症见消谷善饥，口渴多饮，舌红，苔黄，脉大无力，属于胃热气盛、气阴两伤证患者，多会合用白虎汤加白人参60 g、黄连15 g治疗；如症见尿混浊如膏，尿频量多，头举耳鸣，腰膝酸软，口干咽燥，舌红少苔，脉细数属于肝肾阴虚证者，治疗辅以育阴潜阳，滋补肝肾，会合用杞菊地黄汤加太子参30 g、黄连10 g加减；如症见小便频数，腰膝酸软，倦怠乏力，形体消瘦，大便干结，肢体水肿，五心烦热，舌质红，苔薄，脉细无力属于阴虚火旺证者，多合用六味地黄汤以滋补肝肾，滋阴降火，同时多配水陆二仙丹各30 g、太子参30 g、黄连10 g、酒大黄30 g加减，用以固肾涩精。

病案二

消渴病（阴虚内热）

患者童某，女，72岁。

初诊（2019年3月19日）：因"口干、多饮、胸闷、气短3年，加重1个月"来院。患者3年前无明显诱因开始出现口干、多饮、胸闷、气短、头晕、乏力症状，近1个月上症加重，无恶心呕吐，无发热，无咳嗽咳痰，饮食睡眠可，二便正常。查体：舌红，苔薄黄，脉数。心脏、肺部、腹部均未见明显阳性体征，双下肢无水肿。查空腹血糖为8.5 mmol/L，餐后2 h血糖为13.7 mmol/L，糖化血红蛋白为8.3%，尿糖（+）。

西医诊断：

1. 2型糖尿病；

2. 脑供血不足。

中医诊断：消渴（阴虚内热）。

治法：滋阴补肾，佐以活血化瘀。

方药：杞菊地黄丸加减。

处方：北沙参15 g，南沙参15 g，麦冬10 g，枸杞子20 g，怀山药5 g，茯苓10 g，黄柏10 g，天花粉10 g，牡丹皮15 g，地骨皮20 g，丹参20 g，檀香10 g，珍珠母20 g，生地黄20 g，熟地黄20 g，白蒺藜10 g，杭菊花10 g，生甘草5 g。7剂，每日1剂，水煎服，早、晚分2次温服。

二诊（2019年3月25日）：患者诉上药服用后症状有所改善，仍有乏力、口干、胸闷、气短。在上方基础上加减后继服，处方如下：山药30 g，蒺藜10 g，茯苓10 g，黄柏10 g，天花粉20 g，牡丹皮20 g，丹参20 g，檀香10 g，珍珠母30 g，生地黄10 g，北沙参15 g，麦冬10 g，石斛10 g，枸杞子20 g，怀菊花10 g，生黄芪30 g。7剂，每日1剂，水煎服，早、晚分2次温服。

三诊（2019年4月1日）：患者诉上药服用后乏力、口干、气短均较前好转，但仍感胸闷不适，复查空腹血糖为8.1 mmol/L，餐后2 h血糖为11.6 mmol/L。上方加桂枝10 g、瓜蒌20 g、薤白10 g以振奋心阳。7剂，每日1剂，水煎服，早、晚分2次温服。

四诊（2019年4月8日）：患者诉上方服用后胸闷消失，无不适，效不更方，故上方继用调理1周而愈，化验空腹血糖6.4 mmol/L，餐后2 h血糖8.6 mmol/L，嘱上方药继用，监测血糖。

【按语】 消渴为病，类似于现代医学的糖尿病。以三多一少为主要症状。研究提示，消渴病的证型中以阴虚为多，故治疗应该以滋阴清热为主。由于本病日久往往损及心脏，并可以出现阴虚、血瘀互相夹杂的情况，因此，治疗时当酌情重视活血化瘀药的应用。久病消渴，与肾的关系密切，本例中选用杞菊地黄丸加减化裁。方中生地、麦冬、枸杞益肾固精。山药滋补脾阴，固摄精微。茯苓健脾利湿。菊花、黄柏、珍珠母清热泻火以治标，天花粉、地骨皮、沙参、麦冬滋阴以协助治本。久病多瘀，故加用丹参、檀香活血化瘀，白蒺藜通络。二诊时加黄芪益气养阴，使得阴精有所生。三诊再合瓜蒌薤白桂枝汤，通阳散结缓解胸闷之弊。桂枝少量亦有防止滋阴太过伤阳的不足。《景岳全书》中有云："凡治消之法，最当先辨虚实。若察其脉证，果为实火致耗津液者，但去其火则津液自生，而消渴自止。若由真水不足，则悉属阴虚，无论上中下，急宜治肾，必使阴气渐充，精血渐复，则病必自愈。若但知清火则阴无以生，而日见消败，益以困矣。"阴阳互根互用，滋阴不可伤阳，治病必求于本。

病案三

消渴病（气虚血瘀，脾肾阳虚）

患者张某，男，58岁。

初诊（2019年6月26日）：因"体重下降、疲乏无力、腰膝酸软、失眠、胸闷、头晕1年"来院。患者因患糖尿病6年，体重下降1年，疲乏无力，腰膝酸软，失眠，胸闷，头晕。患者于6年前体检，检查空腹血糖为9.1 mmol/L，由于当时无糖尿病口渴、多饮、多尿、多食等典型症状，尿糖未测，亦未引起患者重视和治疗，仅仅在饮食上进行控制。近1年来体重下降约10 kg，3天前因脘腹胀满，口干不饮，疲乏，在市医院就诊时查空腹血糖 11.4 mmol/L，血流变学异常，提示高黏血症。为寻求中西医结合系统诊治来找王老诊治。症见精神差，面色萎黄憔悴，神疲懒言，体倦乏力，口干不饮，胸闷，头晕，耳鸣，失眠，烦躁易怒，畏寒肢冷，夜尿增多，大便不畅。舌质淡红，舌下络脉瘀胀，苔薄白，脉象细弱无力。

西医诊断：2 型糖尿病。

中医诊断：消渴病（气虚血瘀，脾肾阳虚）。

治法：活血化瘀，调理气血。

方药：养精还神降黏汤加减。

处方：沙棘 10 g，北沙参 10 g，麦冬 10 g，生黄芪 30 g，枸杞子 10 g，丹参 20 g，太子参 15 g，川芎 10 g，当归 10 g，何首乌 10 g，牡丹皮 15 g，草决明 10 g，赤芍 15 g，白芍 15 g。7 剂，每日 1 剂，水煎早、晚分 2 次口服。并嘱预防感染，严格控制饮食，多食蔬菜，少食水果及高糖食物。

二诊（2019 年 7 月 12 日）：服用上方后病情稳定，精神良好，症状有所改善，口渴多饮减轻，复查肾功能、肝功能、血脂均在正常范围，心电图正常，SOD 活性增高，提示仍为气虚血瘀、脾肾阳虚所致，糖尿病并高黏血症，自觉神疲乏力、胸闷、头晕耳鸣、失眠、便秘等症较前有明显好转，嘱续服上药。

三诊（2019 年 7 月 28）：服上药后诸症显著改善，今日查空腹血糖 8.2 mmol/L。考虑到患者血糖及临床症状改善，精神好转，体力恢复。嘱其继续服用养精还神降黏汤，控制饮食，加强锻炼，定期来院复查，完成本周期治疗观察。

【按语】《黄帝内经》有云"气血不和，百病乃变化而生"，表明气血失调是人体产生疾病的重要病理基础。中老年人五脏俱虚，气血亏损，体质渐衰，阴阳失调、气滞血瘀、血脉瘀阻、气血循环缓慢，疾病则生。人体的生命活动基础是体内阴阳的平衡，而体内的阴阳又必须与自然界的变化相适应，生命活动才能够正常进行。随着年龄的增长，由于脏器功能的衰减，体内阴阳逐渐失去平衡，机体的气血、津液等基本物质的不足及其脏腑经络生理功能的减退和失调，导致气血虚弱、气滞血瘀。血瘀与血黏度增高有密切联系。血黏度增加到一定程度时，血液会发生凝血，从而引起血管壁的损伤，导致微血管和大血管动脉粥样硬化和微循环障碍的发生。"气为血之帅，血为气之母""气行则血行，气滞则血瘀"。临床则伴有头痛、头晕、胸闷、舌质紫暗有瘀斑点等血瘀症状存在，人体逐渐衰老，免疫功能低下，疾病发生。虚是老年病症的特点。为此中老年病症的防治应以补虚、活血化瘀为主，以调理脾胃和肝肾最为重要。

养精还神降黏汤方用沙棘能活血化瘀，化痰宽胸，补脾健胃，固肾精，益精髓，生津止渴，清热止泻；黄芪补气升阳，益卫固表；丹参活血祛瘀，安神宁心，消炎止痛；枸杞滋阴补血，益精明目；何首乌能补肝肾，壮筋骨，益精血；决明子能清肝明目，润燥滑肠通便；当归能补血活血，调经止痛；川芎活血行气，祛风止痛。现代中药药理学研究表明：黄芪皂甙有兴奋中枢神经系统作用，能够改善全身营养状态，同时能够通过扩张血管作用而改善血液循环。丹参可降低血液黏稠度，使凝集红细胞解聚，加速微循环，提高组织摄氧能力，改善低氧血症。何首乌含有大黄酸和卵磷脂，具有纤溶活性，也能促使纤维蛋白裂解，防止胆固醇在肝内沉积，延缓动脉硬化形成。当归、川芎等药提取物具有降低红细胞内黏度、增强细胞变形能力的作用。诸药共奏扩张血管、降低血液黏稠度、加快血流速度、改善微循环、提高纤溶活性、促进纤维蛋白原裂解而减少动脉硬化的形成、增强血管运动中枢的功能作用，达到了平衡阴阳、调理气血、扶正祛瘀、补虚固本之功效。这是养精还神降黏颗汤治疗中老年病症，抗衰降黏，改善临床症状的根本目的。

病案四

消渴病（痰浊阻滞兼血瘀）

患者秦某，男，60岁。

初诊（2019年8月19日）：因"口干间断发作5年，加重伴乏力1周"来院。患者5年前在我院诊断为"2型糖尿病"。近1周，口干加重。

症见口干、神疲乏力、四肢末梢麻木、胁肋胀痛不适。查体：形体偏胖，舌淡体胖，边有齿痕，舌底脉络迂曲，苔白厚，脉弦滑。化验空腹血糖为9.3 mmol/L。

西医诊断：2型糖尿病。

中医诊断：消渴病（痰浊阻滞兼血瘀）。

治法：化痰祛湿，活血通络。

方药：平胃散加味。

处方：陈皮10 g，生黄芪30 g，炒苍术10 g，白术10 g，佩兰10 g，藿香10 g，厚朴10 g，草蔻10 g，茯苓15 g，扁豆10 g，石菖蒲15 g，葛根10 g，川芎10 g，鸡血藤10 g，赤芍10 g，水蛭2 g（冲服）。7剂，每日1剂，水煎服分2次口服。

二诊（2019年8月22日）：服上药后，口干、神疲乏力明显减轻，仍有四肢末梢麻木不适，在上方中加入全蝎5 g、当归10 g，养血活血，以增强活血之功。继服3剂。

三诊（2019年8月27日）：服药后诸症基本消失。

【按语】消渴病多以多食、多饮、多尿"三多"症状为主，随着发病人群的增多，症状亦趋于复杂化，有一部分患者无明显的三多表现，也有以乏力、头身困重、脘腹胀满、口中黏腻、纳差、痰多、苔厚腻为主症。《素问·奇证论》有云："有病口甘者………名曰脾瘅，此肥美之所发也，此人必数食甘美而多肥也，肥者令人内热，甘者令人中满，故其气上逆，转为消渴，治之以兰，除陈气也。"王冰注"兰，谓兰草也，言兰除陈之甘肥不化之气者，以能发散故也"。兰草，就是佩兰之类的芳香药物，其气味芳香，能够清暑化浊，醒脾化湿。素体肥胖之人，本为脾虚多痰，多食肥甘厚味，久则化生湿浊，困阻脾胃。脾脏被湿浊所困，水谷不生，津液乏源，五脏失去濡养，继而形成消渴。因此，治疗此类消渴病，应以化湿醒脾消痰之法，使脾旺则湿浊自去，所以说化痰祛湿，不失为治疗糖尿病的大法之一。活血通络与化痰祛湿同时运用，则可两种治疗之法互相补充，产生很好的效果。痰浊形成后，它既是病理产物，亦是致病因素，湿性黏滞，粘黏难去，易停聚而阻遏气机，血行不畅，而生瘀血，且糖尿病为一种慢性消耗性疾病，病程长，有久病入络之弊，痰瘀互结之证，故治以活血通络与化痰祛湿并用。该病例方中以生黄芪、白术、茯苓、扁豆等健脾益气、淡渗利水，以炒苍术、佩兰、藿香、厚朴、草蔻、石菖蒲等芳香化浊、通畅气机，以葛根、川芎、鸡血藤、赤芍、水蛭等活血化瘀，祛风通络，全方共奏化痰祛湿、活血通络之功。

病案五

消渴病（气郁湿阻兼瘀）

患者钟某，女，46岁。

初诊（2019年8月12日）：患者有2型糖尿病病史3年，近2个月服用瑞格列奈1 mg，3次/日，二甲双胍0.5 mg，3次/日，监测空腹血糖波动在8～9 mmol/L，烦闷焦虑、胁肋胀痛、口咽干燥、神疲乏力、形体肥胖，双手指麻木，腰围97 cm。舌质淡暗，舌底脉络迂曲，苔白厚，脉弦滑。今测空腹血糖8.4 mmol/L。

西医诊断：2型糖尿病。

中医诊断：消渴病（气郁湿阻兼瘀）。

治法：理气化湿，活血化瘀。

方药：解郁活血汤加减。

处方：柴胡10 g，川芎10 g，当归10 g，党参15 g，炒白术10 g，苍术10 g，厚朴10 g，陈皮10 g，醋香附10 g，炒白芍10 g，赤芍15 g，生黄芪30 g，生地黄15 g，炒山药15 g，茯苓10 g，丹参20 g，仙鹤草30 g。7剂，每日1剂，水煎服，分2次服。并嘱其放松心情，控制饮食，坚持运动。

二诊（2019年8月17日）：服药7剂后复诊，烦闷、口干、乏力症状缓解，仍觉双手指麻木，化验空腹血糖7.8 mmol/L。前方加乳香10 g、没药10 g，再进10剂，患者诸症基本消失，复查空腹血糖6.3 mmol/L，改服散剂，巩固疗效。

【按语】祖国医学早在《灵枢·本脏》中有云："肝脆则善病消瘅。"

《临证指南医案·三消》中有云："心境愁郁，内火自燃，乃消癯大病。"《灵枢·邪气脏腑病形》中也有云："肝脉……微小为消癯。"可见历代医家早就认识到消渴的发生与肝和心的活动表现及情志关系密切。肝脏在消渴病的发生、发展中是一个重要的枢纽之脏，其中"肝气郁结"贯穿于消渴病发生和发展的整个过程。肝体阴而用阳，故肝阴易亏，而肝阳易亢，致使肝失疏泄，气郁化火，耗伤肝阴，肝阴不足而作消渴。藏象学说中讲到肝主疏泄，性喜条达而恶抑郁，其调畅全身气机，包括肺、胃、脾、肾诸脏腑，如果肝失疏泄，可致脏腑气机紊乱，气郁化火伤阴，气机紊乱还可影响津液的运行和输布，导致津液不能上承而出现口渴，水谷精微不归正化而出现下泄。肝主疏泄，肝脏为气机运行之枢纽，肝郁不能条达，久则郁而化火，肝火上炎，灼伤肺津，肺失治节，不能散布水津；肝木横逆克脾土，致使脾失健运，水谷精微不走常道而下泄，致烦渴多饮，尿频量多。肝郁化火，横逆反胃，灼伤胃阴，则消谷善饥；肝肾精血同源，肝气失于条达舒畅，全身气机失调，肾之封藏失司，则津液泄于下，而致多尿。《黄帝内经》中有"木郁达之"的治疗原则，因此该病证的治疗上应疏肝理气，清热泻火，顺其条达之性，开其郁遏之气。王肯堂在《证治准绳·消癯》中曰："然消渴之病……使道路散而不结，津液生而不枯，气血和而不涩，则病自已矣。"王老通过疏肝理气、疏通血脉而治疗消渴病，但因该病总以阴虚气虚为本，用药不可过于辛燥，以免耗气伤阴，常用四逆散、柴胡疏肝散，药取柴胡、枳壳、郁金、白芍、佛手等，并根据五行生克乘侮学说，酌加治疗肝木所影响到脏腑的药物。

　　另外，长期过食肥甘、醇酒厚味，又久坐少动，极其容易生消渴病。《素问·奇病论》有云："此人必数食甘美而多肥也，肥者令人内热，甘者令人中满，故其气上溢，转为消渴。"《黄帝内经》也有云："饮食自倍，肠胃乃伤。"多食肥甘厚味，则导致滞胃碍脾，中焦壅滞不畅，脾胃升降受阻，运化失司，湿浊内蕴，化热伤阴，津液不能上承，则肺燥失宣，再加虚热灼津而生痰浊，正如汪昂所言"肥人多痰而经阻，气不运也"，肥则碍胃，甘则滞脾，脾胃升降失司，津液内停则湿浊内生，久之成为痰湿、痰浊或痰热。

　　瘀血既是糖尿病的病理产物，又是糖尿病发展的动因，治疗要早期介入，在糖尿病的早期就要应用活血通络之药，预防并发症。

病案六

消渴病（脾虚肾亏，瘀阻脉络）

患者马某，男，38岁。

初诊（2019年6月22日）：2型糖尿病病史1年，形体肥胖，一直服用瑞格列奈1 mg，每日3次，二甲双胍0.5 mg，每日3次，近2个月监测空腹血糖波动在7～9 mmol/L，腰围109 cm，口干、多饮、多尿，时有胸闷、心悸，气短，疲倦乏力，腰膝酸软，双手指麻木，大便稀溏。舌质淡，舌底脉络迂曲，苔白厚，脉弦滑。今测空腹血糖为8.7 mmol/L，空腹胰岛素为87.9 pmol/L，餐后2 h血糖为16.5 mmol/L，餐后2 h胰岛素为5778 pmol/L，糖化血红蛋白为10.6%。

西医诊断： 2型糖尿病。

中医诊断： 消渴病（脾虚肾亏，瘀阻脉络）。

治法： 益气健脾、养阴滋肾、活血化瘀、祛毒泄浊。

方药： 苍黄增敏平消汤加减。

处方： 生黄芪30 g，炒山药15 g，炒苍术10 g，玄参20 g，麦冬10 g，黄连10 g，当归10 g，川芎15 g，丹参15 g，水蛭10 g，毛冬青30 g，法半夏10 g，陈皮10 g，茯苓15 g，生地黄15 g，赤芍10 g，白芍20 g。7剂，每日1剂，水煎，分2次服。并嘱其放松心情，控制饮食，坚持运动。

二诊（2019年6月30日）：服药7剂后复诊，病情改善，口渴、多饮、多尿及乏力等症状较前明显缓解，仍觉双手指麻木、胸闷、心悸，动则加重。因此在原方基础上加党参20 g、仙鹤草30 g、檀香5 g，10剂，每日1剂，水煎，分2次服。

三诊（2019年7月10日）：患者诸症基本消失，复查空腹血糖为6.3 mmol/L，改服散剂，巩固疗效。

四、五诊：上药服用后症状逐渐好转，无新症状出现，故守方继服。

六诊（2019年10月30日）：患者体重明显减轻，腰围减到87 cm，复查空腹血糖为6.4 mmol/L，空腹胰岛素为23 pmol/L，餐后2 h血糖为12 mmol/L，餐后2 h胰岛素为108.9 pmol/L，糖化血红蛋白为7.6%，均为理想的指标。

【按语】胰岛素作用的靶组织、靶器官对胰岛素的生物学效应的反应性降低或丧失从而产生的一系列病理和临床表现被称为胰岛素抵抗。也就是胰岛素促进葡萄糖摄取的作用受损，导致代偿性胰岛素分泌增多，其重要的标志为高胰岛素血症。这不仅是2型糖尿病的基本病理及生理现象，贯穿于2型糖尿病的全过程，它更是2型糖尿病的独立危险因素；不仅是造成高血糖的一个主要原因，而且与心脑血管、肾脏、周围血管及神经等并发症的发生与发展有着密切的关系。研究发现：胰岛素抵抗可能是高血压、冠心病、糖尿病、脑血管意外、肥胖等多种疾病的共同发病基础，已经成为当前医学科研的热点问题。最近几年来，随着中医现代化水平的不断提高，大量研究结果表明，单味药及其复方对改善胰岛素抵抗具有一定优势。根据施今墨先生治疗糖尿病的药对（苍术与玄参，黄芪与山药），并结合现代临床文献、中药药理的研究成果，以及自己的工作经验认为，消渴病以中老年人居多，多为素体阴虚、情志失调、饮食不节等引起。其病程长，临床表现多样化，多伴有不同程度的多个脏器的疾病。临床尤以气阴两虚、阴虚燥热为多见，瘀血贯穿于疾病的始终，而胰岛素抵抗者多为肥胖之人，痰湿较甚，痰热瘀互结，酿生邪毒，多责之于脾、肾，反复筛选了一部分具有明显辅助降低血糖的中药，功能为益气健脾、养阴滋肾、活血化瘀、祛毒泄浊。通过临床观察发现中西医结合较单纯运用西药可以更好地控制血糖，并能有效地改善胰岛素抵抗，其中生黄芪、太子参能够益气健脾，生黄芪具有提高红细胞活性，能够提高组织细胞的抗氧化酸化能力的作用。太子参中的人参皂苷可加速葡萄糖氧化、加强肝糖原合成，人参水提物能够通过增强胰岛素对葡萄糖的敏感性而发挥作用。大黄能通过提高结合力，改善糖和脂肪代谢障碍及高胰岛素血症，在胰岛素受体方面改善胰岛素抵抗。生地黄通过与胰岛素及其拮抗激素如糖皮质激素相互作用，进而影响肝糖代谢及糖代谢其他环节，使异常和紊乱的糖代谢向正常转换。川芎、水蛭活血化瘀，改善胰岛血供，改善胰岛素和受体的结合力；毛冬青辛、苦、微寒，有清热解毒、活血通脉之作用；施老认为苍术有敛脾精作用，苍术所燥，伍玄参之润，可制其短；五味子能促进肝糖原的合成，使糖代谢加强，又能增加肝细胞蛋白质的合成，从而减少糖异生。因此，在临床中灵活使用此类中药，可达到更好地控制血糖作用。

病案七

消渴病（阴寒凝滞，血脉痹阻）

患者赵某，男，68岁。

初诊（2019年9月21日）：因"糖尿病病史10年，双下肢麻木、疼痛半年"来院。患者于10年前在清水县人民医院查出有糖尿病，当时空腹血糖为15.1 mmol/L，诊断为"2型糖尿病"，随即开始口服"二甲双胍、消渴丸"降糖，并间断口服中药等治疗，血糖常有波动。半年前患者又出现双下肢麻木疼痛，有触电感及蚁爬感，继而刺痛，多以夜间疼痛较剧，且伴有神疲乏力，头晕，大便干结，三、四日一行，复查空腹血糖达到了21.3 mmol/L，尿糖（＋＋＋），在清水县人民医院住院给予胰岛素治疗，经治疗空腹血糖降到10.1 mmol/L，但症状改善不理想，故慕名前来求诊。诊查：舌质暗红，苔白，脉微而涩。

西医诊断：2型糖尿病并周围神经病变。

中医诊断：消渴病（阴寒凝滞，血脉痹阻）。

治法：温阳益气，活血祛瘀。

方药：黄芪桂枝五物汤加味。

处方：太子参15 g，炒白术10 g，炙黄芪60 g，桂枝10 g，白芍10 g，高良姜5 g，醋香附10 g，当归10 g，虎杖10 g，知母10 g，熟地20 g，麦冬10，玄参10 g，牛膝15 g，桃仁15 g，红花10 g，生甘草5 g。7剂，每日1剂，水煎分2次早、晚温服。

二诊（2019年9月30日）：患者诉服药7剂后病情有所好转，头晕、双下肢麻木疼痛明显减轻，今日复查空腹血糖为9.8 mmol/L，尿糖（+），故在前方基础上加独活10 g、丹参20 g、地龙10 g以加强活血通络。10剂，每日1剂，水煎分2次早、晚温服。

三诊（2019年10月18日）：半月后复诊，患者双下肢疼痛明显消失，麻木感明显减轻，仍感神疲乏力，今日复查空腹血糖为7.2 mmol/L，尿糖（−），故在前方基础上改太子参为白人参10 g。10剂，每日1剂，水煎分2次早、晚温服。

四诊（2019年11月4日）：继续半月后复诊，诸症皆愈，二便正常，今日复查空腹血糖为5.8 mmol/L，尿糖（−），后续服院内制剂益气抑糖饮成药及芪芍护脑荣筋胶囊巩固疗效。

【按语】2型糖尿病并双下肢周围神经病变属中医"血痹"之范畴，按照《金匮要略》中所说："血痹，阴阳俱微，寸口关上微，尺中小紧，外证身体不仁，如风痹状，黄芪桂枝五物汤主之。"血痹之病，是因为阳气不足，阴寒凝滞，血脉痹阻所致。本病例以双下肢麻木疼痛，有触电感及蚁爬感，继而刺痛，多以夜间疼痛较剧以及脉微而涩为辨证要点。治疗上用黄芪桂枝五物汤以益气温阳、和营通痹为法。王老认为血痹是糖尿病日久不愈，气阴两虚，血脉瘀阻，气虚血瘀，阳气不达，肢端失养所致。病属本虚标实之证，治应标本同治，在治疗上应重用黄芪益气；方中知母、白芍、熟地、玄参滋阴养血；桂枝、当归温阳和络；虎杖、牛膝、桃仁活血通脉，生甘草助黄芪益气。本病在治疗中既要温阳补气滋阴治其本，又要活血通脉治其标，切忌不顾因虚致瘀的病机特点而一味破血祛瘀。

第十节　咳嗽

病案一

患者李某，男，60岁。

初诊（2019年1月9日）：咳嗽、咳痰2个月余，加重1周。患者咳嗽间断发作2个月，痰液清稀，伴喘鸣，夜间为重，畏寒怕冷，头身疼痛，咳痰喘息，不得平卧，鼻塞，头面四肢水肿，曾静滴左氧氟沙星抗感染治疗，无明显改善。胸片示双肺纹理增重。病程中无发热、盗汗，精神差，食欲差，睡眠欠佳，二便正常。诊其脉浮，舌苔白滑。

西医诊断： 慢性支气管炎。

中医诊断： 咳嗽，证属外寒里饮。

处方： 生麻黄10g，桂枝10g，干姜10g，细辛10g，杏仁10g，紫菀10g，姜半夏10g，炒白芍10g，五味子10g，茯苓10g，白附片（先煎）20g，炙甘草10g。5剂，水煎服，每日1剂，分2次口服。

二诊（2015年2月10日）：服药后，咳嗽减轻，四肢水肿消失。查其脉细数，舌红，苔黄。上方去茯苓、白附片，加款冬花、黄芪。每日1剂，水煎服，共7剂。疾病痊愈。

【按语】 患者为年老患者，外感咳嗽迁延失治，邪伤肺气，久则肺脏虚损，阴伤气耗，卫外不强，容易因感受外邪而引发或加重。久咳则伤阴耗气，故见脉细数，舌红，苔黄。予以滋阴润肺、化痰止咳，控制症状。方中用款冬花以化痰降气，增强疗效。因久咳伤气，后期予以补气。咳嗽病名最早见于《黄帝内经》，并有专篇论述"五脏六腑，皆令人咳，非独肺也"。五脏六腑之咳"皆聚于胃，关于肺"，指出咳嗽病位在肺，咳嗽的病因有外感、内伤之分。两者相互关系为外感咳嗽迁延失治，邪伤肺气，更易反复感邪，而致咳嗽屡作，肺气益伤，由邪实转为正虚，成为内伤咳嗽；内伤咳嗽，久则肺脏虚损，阴伤气耗，卫外不强，容易因感受外邪而引发或加重。由此可见，外感咳嗽与内伤咳嗽之间常可互为因果，相互转化兼夹。

咳嗽的治疗应分清邪正虚实。外感咳嗽，多为实证，应祛邪利肺，按病邪性质分风寒、风热、风燥论治。内伤咳嗽，多属邪实正虚。标实为主者，治宜祛邪止咳；本虚为主者，治宜扶正补虚。同时，须按本虚标实的主次酌情兼顾。咳嗽的治疗，除直接治肺外，还应从整体出发注意治脾、治肝、治肾等。

咳嗽是人体驱邪外达的一种病理表现，治疗绝不能单纯见咳止咳，必须按照不同的病因分别处理，审证求因，才能收到较好的效果。同时，咳嗽的轻重虽然可以反映病邪的微甚，但在某些情况下，因正虚不能祛邪外达，咳虽轻微，但病情却重，应仔细辨别，慎加处理。

病案二

患者张某，女，89岁。

初诊（2019年3月20日）：因间断性咳喘、气短20余年，加重伴头晕1周。患者有"支气管哮喘"病20余年，1周前因受凉出现咳嗽、喘息症状加重，并伴有头晕、胸闷、气短、头晕，无咯血、发热，未及时就诊。咳黏稠痰，量多，不易咳出，早、晚明显，气短，活动后喘息，腹胀，手脚发冷，口唇发绀，双下肢无水肿。舌淡，苔白腻，脉弦细。

西医诊断：肺间质纤维化合并感染。

中医诊断：肺痿，证属气阴两虚夹瘀。

治宜养阴润肺，补肾纳气。拟方生脉散加减。

处方：白人参15 g，玄参30 g，生地20 g，山萸肉20 g，牛膝10 g，白芥子10 g，陈皮10 g，川芎10 g，当归10 g，细辛3 g，胆南星10 g，太子参20 g，白附片6 g，麦冬20 g，炙甘草10 g，五味子15 g。3剂，水煎服，每日1剂，分2次服。

二诊（2019年3月23日）：服上药后胸闷、气短、头晕明显减轻，仍觉咳嗽，咳痰减少，易咳出。继以上方，3剂，水煎服，每日1剂，分2次服。

……

五诊（2019年4月2日）：咳嗽、喘息症状明显减轻，无其他不适，继以上方7剂，水煎服，每日1剂。服药后诸症皆消，后随访半月未见复发。

【按语】该患者以咳嗽、咳黏稠痰、量多、不易咳出、早晚明显、气短、活动后喘息、胃纳可、睡眠可、便秘、舌淡、苔白腻、脉弦细为临床证候特征。四诊合参，当属中医"肺痿"范畴，证属"气阴两虚夹瘀"。患者久病肺虚，卫外不固，六淫外邪乘虚入侵，肺失宣肃，故出现咳嗽、咳痰、胸闷、气喘、动则加剧等症状；肺叶萎缩不用则喘息、气短，年老阳衰则四肢不温；舌象脉象均是气阴两虚夹瘀的征象。本病病位在心、肺，病机为气阴两虚夹瘀，病性属虚实夹杂证，预后差。治以养阴润肺、补肾纳气为法，方以生脉散加减。其中生地、玄参养阴润肺，人参、山萸肉、牛膝补肾纳气，白芥子、细辛、胆南星行气止咳，川芎、当归活血化瘀。

病案三

患者朱某，女，50岁。

初诊（2019年3月4日）：咳喘间断发作5年余，加重伴气短2天。患者于5年前因感冒等因素逐渐出现咳嗽，咳少量白痰，不易咳出，经对症治疗后好转。此后患者每因受凉或感冒诱发上症，以秋、冬季多发，每年发作1～2次，每次给予化痰、抗感染（具体药物不详）等综合治疗后好转。于入院前1周因感冒诱发上症加重，自服药物（具体不详）治疗，咳嗽、咳痰症状未见明显缓解，遂到我院门诊。舌暗红，苔白腻，脉弦细。

西医诊断：慢性阻塞性肺疾病急性加重期合并感染。

中医诊断：肺胀，证属痰浊阻肺，肺肾两虚。

治宜化痰降气、健脾益肺为法。方以麻杏二三汤加减。

处方：炙麻黄10 g，杏仁10 g，苏子10 g，莱菔子10 g，白芥子10 g，姜半夏10 g，陈皮10 g，茯苓10 g，生姜6 g，厚朴10 g，川芎10 g，炙甘草3g。3剂，2次/日。

二诊（2019年3月7日）：服上药后诸症明显减轻，仍觉咳痰。继以上方3剂，水煎服，每日1剂，分2次服。

……

六诊（2019年3月19日）：咳嗽、咳痰明显减轻，仍偶感气短症状，未诉其他不适。上方去麻黄，加人参10g、大枣9枚益气补中，怀牛膝20g、山萸肉20g以补肾纳气。3剂，水煎服，每日1剂。服药后诸症皆消，后随访1个月未见复发。

【按语】该患者的临床症状为咳嗽，咳少量白痰，不易咳出，气短，活动后加重，胃纳可、睡眠可，大小便正常。舌暗红，苔白腻，脉弦细。四诊合参，当属中医"肺胀"范畴，证属"痰浊阻肺，肺肾两虚"。患者久病肺虚，卫外不固，六淫外邪乘虚入侵，肺失宣肃，故出现咳嗽、咳痰，咳少量白痰，不易咳出，胸闷，气短等症状；病情日久则肺、脾、肾三脏俱虚，故见活动后加重；舌暗红、苔白腻、脉弦细，均是痰浊内阻、肺肾两虚征象。本病病位在肺、脾、肾，病机为痰瘀阻肺，肺肾两虚，病性属虚实夹杂，预后不良。治以化痰降气、健脾益肺为法，佐以活血化瘀，方以麻杏二三汤加减。方中半夏、厚朴、陈皮燥湿化痰，行气降逆；白术、茯苓、甘草运脾和中；苏子、莱菔子、白芥子化痰降逆平喘；佐以川芎活血化瘀。全方共奏化痰、降气、健脾、益肺、化瘀之功，脾胃运化正常，痰浊不生，肺气得宣，痰浊不留，后加怀牛膝、山萸肉以补肾纳气固本，诸症得治。

病案四

患者李某，女，38岁。

初诊（2019年1月27日）：咳嗽、咳痰反复发作5个月，加重伴发热1周。患者于1周前，因在外受凉后出现咳嗽、咳痰，痰初起为白色泡沫痰，难以咳出，自服药物（具体药物不详）后，病情较前减轻，自行终止口服药物。停药后上述症状逐渐加重并出现发热（体温最高时达38.5℃），右侧胸痛，咳痰为黄色痰，遂到我院急诊科就诊，行胸部正位片：右下肺感染，诊断为"右下肺炎"，予以抗感染、止咳等对症治疗（阿奇霉素0.5 g，1次/日）后病情未见明显好转，为求系统治疗，今日来我门诊。症见咳嗽，咳大量白黏痰，呈泡沫状，胸闷，气短，乏力，口干。舌暗红、苔厚腻，花剥苔，脉弦滑。

西医诊断：右下肺炎。

中医诊断：咳嗽，证属痰热郁肺。

治宜清热化痰，宣肺平喘。拟方豁痰丸加减。

处方：射干15 g，桂枝15 g，白前10 g，当归10 g，枳壳10 g，桔梗10 g，知母20 g，生甘草10 g，茯苓10 g，瓜蒌20 g，麦冬20 g，天花粉15 g，炙麻黄10 g。3剂，水煎服，3次/日。

二诊（2019年1月30日）：服上药后诸症明显减轻，仍觉咳嗽。继续以上方3剂，水煎服，每日1剂，分2次服。

四诊（2019年2月5日）：咳嗽、咳痰症状明显好转，无发热，偶感胸痛。上方去麻黄、射干，加生地黄10 g以清热滋阴。3剂，水煎服，每日1剂。服药后诸症皆消，后随访2个月未见复发。

【按语】 该患者的证候特点为发热，体温最高38.5 ℃，咽痛，咳嗽，咳黄色黏痰，不易咳出，无痰中带血，右侧胸痛，汗出多，口干欲饮，乏力，胸闷，心悸，气短，手脚心热，精神欠佳、胃纳可、睡眠可，大小便正常，舌暗红、苔少、脉弦滑。四诊合参，属"咳嗽"范畴，证属"痰热壅肺"。分析患者感受风热，风热犯肺，肺失清肃而出现咳嗽，不易咳出，右侧胸痛，胸闷，心悸，气短等症；肺气虚，腠理皮肤则见汗出。综上，本病属中医"咳嗽"范畴，病机为痰热壅肺，病性为热邪，病位在肺，预后欠佳。治疗上当以清热化痰、宣肺平喘为法，故当选豁痰丸为主方。方中射干、生甘草解毒清热泻肺；枳壳、桔梗宣降肺气，瓜蒌、茯苓宽胸下气、燥湿化痰；知母、麦冬、天花粉养阴润肺；白前、当归止咳化痰；炙麻黄宣肺解郁。后加生地以清热滋阴以防热急伤阴。

病案五

患者黄某，男，40岁。

初诊（2019年3月16日）：喘息、咳痰反复发作1年余，加重伴呼吸困难3天。患者于1年前因感冒开始出现咳嗽、咳痰，喘息、气短，无胸闷、胸痛，无咯血，无潮热盗汗。就诊于当地医院，诊断为"支气管哮喘"，给予抗过敏以及扩张气道、抗感染、对症等治疗，病情逐渐缓解。此后，上症反复加重，多在感冒或受凉后上症加重。每次加重，均经解痉平喘、抗炎及对症治疗病情可缓解，曾经在甘谷县人民医院多次住院治疗，3天前上症再次加重，并伴气短，呼吸困难，咳嗽，痰多。症见喘息、阵发性咳嗽，气短，胸闷，呼吸困难，咳痰、痰白色淡且有泡沫，畏寒怕冷，易感冒。夜眠差，纳食差，大、小便正常。无胸痛，无咯血，无潮热盗汗。舌质淡，苔白腻，脉沉细无力。

西医诊断：支气管哮喘重度发作。

中医诊断：哮病，证属寒哮。

治宜温肺散寒，豁痰平喘。拟方射干麻黄汤合小青龙汤加减。

处方：麻黄10 g，苏子10 g，杏仁10 g，法半夏10 g，细辛3 g，五味子10 g，生姜10 g，紫菀10 g，款冬花10 g，射干10 g，白芍10 g，炙甘草10 g。每日1剂，水煎分2次口服。

二诊（2015年3月19日）：服上药后诸症明显减轻，仍觉咳痰。继续上方，每日1剂，水煎服，共3剂。

......

四诊（2015年4月1日）：咳嗽、咳痰症状明显减轻，且无呼吸困难症状。上方去白芍，加人参10 g益气扶正。3剂，水煎服，每日1剂。服药后诸症皆消，后随访1个月未见复发。

【按语】患者的证候特点为咳嗽，咳大量白黏痰，呈泡沫状，胸闷，气短，乏力，口干，精神尚可、胃纳可、睡眠欠佳，大小便正常，舌红、苔白腻，脉弦细。四诊合参，当属中医"哮病"之范畴，为"寒哮"之证。由于患者平素饮食不节，损伤脾胃。脾胃为生痰之源，肺为贮痰之器。痰浊阻肺，肺气不畅，复感外邪，肺失宣肃，故见上症。治则以宣肺、止咳、散寒为法。本病病位在肺，与脾相关，病程长，预后欠佳。治以温肺散寒，宣肺平喘。处方射干麻黄汤合小青龙汤加减。方中炙麻黄、射干、杏仁宣肺平喘，化痰利咽；干姜、细辛、半夏温肺化饮降逆；紫菀、款冬花化痰止咳；苏子肃降肺气，五味子、白芍收敛肺气；大枣、甘草合中；后加人参以扶正固本。

病案六

患者蒋某，女，40岁。

初诊（2015年4月2日）：咳嗽、咳痰1年余加重伴咯血2天。患者1年余前因受凉逐渐出现咳嗽、咳血色痰症状，未予重视，未予正规治疗，以后上述症状反复发作，时轻时重，每因受凉或气候变化时加重，1年前就诊于天水市人民医院，行核磁共振后诊断为"支气管扩张"，住院治疗后症状好转，此后上症反复发作。2天前因受凉，上述症状加重，自服药物（具体药物及剂量不详）后发热症状减轻，但咯血症状未见明显好转，为求系统治疗，今日到我院。症见咳嗽，咳痰，晨起咳痰明显，痰中带血，无胸闷、胸痛，无潮热、盗汗，患者起病以来，精神一般，胃纳差，睡眠可，大、小便正常。舌淡红，苔白，脉细。

西医诊断：支气管扩张合并咯血。

中医诊断：血证——咯血，证属气虚不摄。

治宜健脾补肺，益气摄血。拟方归脾汤加减。

处方：炙黄芪30 g，炒白术15 g，当归15 g，茯苓20 g，大枣20 g，白芨15 g，白茅根20 g，麦冬20 g，酸枣仁20 g，百合15 g，炒白芍20 g，木香5 g，炙甘草10 g。3剂，水煎服，每日1剂，分2次服。

二诊（2015年4月5日）：服上药后诸症明显减轻，仍觉咳嗽、咳痰，上方加杏仁10 g、苏子10 g，降气止咳。3剂，水煎服，每日1剂，分2次服。

三诊（2015年4月11日）：咳嗽、咳痰症状较前明显减轻，无咯血症状，无其他不适。继以上方。3剂，水煎服，每日1剂。服药后诸症皆消。

【按语】 患者的症状为咳嗽，咳痰，晨起咳痰明显，痰中带血，无胸闷、胸痛，无潮热、盗汗，患者起病以来，精神一般，胃纳差，睡眠可，大、小便正常。舌淡红，苔白，脉细。四诊合参，当属中医"血证——咯血"范畴，证属"气虚不摄"。分析患者久病肺气虚损，肺络受伤，劳累则气虚益甚，气虚不能固摄则见出血，在上则表现为咯血，气虚失血则阳无所依，故而心悸，不寐；舌象脉象均是痰浊阻肺之征。本病病位在肺、脾、肾，病性属虚实夹杂，预后差。治以健脾补肺、益气摄血为法，方以归脾汤加减。炙黄芪、炒白术、炙甘草温补气健脾；当归补血养心，酸枣仁、茯苓宁心安神；麦冬、百合滋阴润肺，白茅根、白芨止血；更以木香理气醒脾，以防补益气血药腻滞碍胃。组合成方，心脾兼顾，气血双补。

第十一节　发热

病案一

发热（热毒蕴结，痰瘀凝结）

患者张某，女，40岁。

初诊（2019年2月3日）：右侧腋下胀痛、发热1个月余。诉1个月前突发右侧腋窝鸡蛋大小包块，红肿疼痛不适，发热无恶寒，在天水市某医院诊断为"右侧腋窝皮下脓肿"，予阿奇霉素加左氧氟沙星静滴2周后疼痛减轻，但包块未消，仍发热，体温38.5 ℃。查体：舌淡红，苔微黄。脉沉细。右侧腋下可触及约4 cm×1 cm大小肿块，质韧，压痛（-），活动度可。外院浅表彩超：右侧腋下混合回声肿块（38 mm×12 mm），多考虑炎性病变。我院血常规可见白细胞数增高明显。

西医诊断：

1.右腋窝脓肿；

2.左腋窝下肿块待查。

中医诊断：发热（热毒蕴结，痰瘀凝结）。

治宜清热解毒，托里软坚散结。

方药仿张锡纯内托生肌散加减。

处方：生黄芪20g，连翘100g，皂刺10g，天花粉15g，赤芍10g，当归10g，川芎10g，浙贝母10g，白芷10g，山慈姑15g，败酱草10g，夏枯草10g，生甘草g，柴胡10g。5剂，水煎分3次服，每日1剂。

二诊（2019年2月8日）：诉服药后右腋下包块疼痛消失，包块明显变小，无发热无恶寒；复查彩超：右侧肺下混合回声肿块（26mm×12mm），多考虑炎性病变。继守前方服5剂。

三诊（2019年2月19日）：患者自觉效果很好，自己续服5剂药。现症见右腋下包块质韧，约1cm×1cm大小，无不适，原方减量，续服5剂，以巩固疗效。

【按语】内托生肌散出自张锡纯《医学衷中参西录》。由"生黄芪四两、甘草二两、乳香一两半、没药一两半、生杭芍二两、天花粉三两、丹参一两半，上七味共为细末，开水送服三钱，日三次，若将散剂变作汤剂，须先将花粉改用四两八钱，一剂分作八次煎服，较散剂生效尤速"，张锡纯谓"此方重用黄芪，补气分以生肌肉，有丹参以开通之，则补而不滞，有花粉、芍药以凉润之，则补而不热，又有乳香、没药、甘草化里解毒，助黄芪以成生肌之功"。

本病例为病日久，热毒瘀血互相凝结而成，治仿张氏内托生肌散加减。生黄芪补气以内托生；连翘苦寒，清热解毒散结，为"疮家圣药"；败酱草、夏枯草清热解毒散结，以助连翘清解之力；天花粉、白芷内托生肌以助生肌之力；浙贝、皂刺化痰软坚结；当归、赤芍、川芎活血化瘀，生肌长肉；柴胡引药达病所；生甘草清热解毒和中。全方共奏清热解毒、托里软坚散结之功。

病案二

发热（风温犯表）

患者郭某，男，20岁。

初诊（2019年4月4日）：右侧颜面部红肿伴发热5天。患者5天前因受凉出现右侧颜面部红肿，局部有疼痛麻木感，发热恶寒，体温最高可达39.0 ℃。自行口服感冒药、板蓝根等未见明显好转，故来就诊。症见右侧颜面部红肿，肿胀范围为耳垂下至下颌角处，漫肿无头，局部皮肤颜色发红，触之皮温稍高，局部有麻木感，自觉有发热，舌边尖红，苔薄黄，脉浮数。查体：生命体征平稳，心、肺、腹未见明显异常，腹部平软，无压痛，无反跳痛，肠鸣音正常，双下肢无水肿，生理反射存在，病理反射未引出。

西医诊断：急性腮腺炎。

中医诊断：发热（风温犯表）。

治以荆防败毒散加减，疏风清热、消肿解毒。

处方：防风15 g，蔓荆子20 g，茯苓皮20 g，炒苍术18 g，天麻15 g，白附子3 g，全蝎10 g，泽泻5 g，珍珠母30 g，连翘15 g，金银花15 g。3剂，水煎服，每日1剂，分2次服。嘱避风寒，忌辛辣饮食。

二诊（2019年4月8日）：服上药后肿胀较前明显消退，体温降低，局部皮温仍高。前方予以化裁后继续服用。

处方：防风10 g，荆芥10 g，蔓荆子10 g，连翘15 g，炒苍术6 g，天麻10 g，制白附子3 g，全蝎3 g，泽泻10 g，珍珠母30 g。3剂，水煎服，每日1剂，分2次服。

三诊（2019年4月12日）：服上药后肿胀明显消退，已无发热感，局部皮温不高。前方予以化裁后继续服用。

处方：防风10 g，荆芥10 g，蔓荆子10 g，连翘15 g，炒苍术6 g，天麻10 g，制白附子3 g，全蝎3 g，泽泻10 g，珍珠母20 g，蒲公英10 g。3剂，水煎服，每日1剂，分2次服。

【按语】患者5天前因受凉出现右侧颜面部肿胀，局部有麻木感，发热恶寒。以六经辨证，当属邪入阳明，循阳明与之痄腮。痄腮是感受风温邪毒、壅阻少阳经脉而引起的一种时疫性疾病，临床以发热、恶寒、头痛、咽痛、一侧或两侧耳下腮部漫肿无边为特征，同时可因病毒侵犯各种腺体和神经系统而引起脑膜炎、脑炎、胃炎、胰腺炎、睾丸炎、卵巢炎等多种并发症，现代医学称为"流行性腮腺炎"。《诸病源候论》认为"风热毒邪，客于咽颈颊之间，与血气相搏，结聚肿痛"为其病机。薛氏在《外科枢要》中谓："痄腮属足阳明胃经，或外因风热所乘，或内因积热所致……若肿痛，连耳下者，属手足少阳经……若连颐耳后者，属少阴经虚火。"同时又认识到小儿痄腮乃时毒为病，"因感四时不正之气"而致。治以"疏风清热、消肿解毒为大法"，方用荆防败毒散加减。连翘、金银花清热解毒散结消痈，泽泻利水渗湿泄热，荆芥解表透风、透疹消疮，防风祛风解表，蔓荆子疏散风热、清利头目，天麻、珍珠母熄风止痉、平抑肝阳。

病案三

发热（痰浊阻滞）

患者刘某，男，40岁。

初诊（2019年3月29日）：颈部疼痛僵硬，双手指麻木半年，伴有发热1周。患者曾有"类风湿关节炎"病史；半年前外出受风寒出现颈部疼痛僵硬，双手指麻木，僵硬，发热，胸闷痰多，头重乏力，纳差，无恶心呕吐，无意识障碍，睡眠欠佳，大小便正常。查体：舌红，苔白腻，脉弦涩；眼球运动灵活，双侧瞳孔等大等圆，对光反射灵敏，椎间孔挤压试验（+），臂丛牵拉试验（+），四肢肌力正常，运动自如，双下肢无水肿。

西医诊断：颈椎病。

中医诊断：项痹，发热（痰浊阻滞）。

治宜化痰祛湿除热。选方以荆防败毒散合清金化汤加减。

处方：桑白皮15 g，杏仁10 g，连翘15 g，浙贝母20 g，荆芥20 g，牛蒡子15 g，防风10 g，法半夏15 g，炒苍术20 g，茯苓15 g，柴胡10 g，

生地黄10 g，黄芩10 g，炒栀子10 g。5剂，每日1剂，水煎分2次服。

二诊（2019年4月7日）：患者颈部疼痛僵硬减轻，双手指麻木减轻，无发热，患者自觉效果较明显。上方去牛蒡子、连翘，加黄芪20 g，继服。5剂，每日1剂，水煎分2次服。

三诊（2019年4月14日）：患者颈部疼痛僵硬、双手指麻木明显减轻。无发热、恶心呕吐等症状，上方继服。5剂，每日1剂，水煎分2次服。

【按语】患者颈部疼痛，双手指麻木，发热，胸闷痰多，头重乏力，纳差，无恶心呕吐，无意识障碍，睡眠欠佳，大小便正常。舌红，苔白腻，脉弦涩，属于中医痹证中的项痹，证属痰浊阻滞。痹证的病机主要为外邪侵袭机体，经络闭阻，不通则痛，病位初在肌表经络，久则深入筋骨。《金匮要略》中述："历节病，不可屈伸。"本例患者出现颈项部僵硬，屈伸不灵活，邪阻经络，出现双手指麻木、颈硬、纳差等症状属湿浊内阻。故用具有解表功效的牛蒡子、防风，具有燥湿化痰功效的桑白皮、法半夏、杏仁、浙贝母及具有清热功效的黄芩、栀子。全方共奏化痰祛湿除热之功效，切中病机，故收效满意。本病患者平时应注意生活调摄，加强锻炼。调护正气，病症初发时应积极治疗，防止病邪传变。

病案四

患者曹某，男，40岁。

初诊（2019年8月19日）：发热恶寒5个月，伴小便频数涩痛1周。患者5个月前无明显诱因出现发热恶寒时作，口苦咽干，头晕恶心呕吐，呕吐淡黄色清水，全身困疼酸痛，小便频数，涩痛，少腹胀痛，腰痛反复发作，在当地医院多次诊治，病情反复发作，为进一步诊治慕名前来求诊。刻诊：舌质淡红，苔薄白微腻，脉滑。尿常规回报：白细胞（+++），红细胞（+），蛋白尿（±）。

西医诊断：急性肾盂肾炎。

中医诊断：热淋兼伤寒中风少阳病，证属湿热下注，邪伏少阳。

治宜清下焦湿热，和解表里。

以仲景经方小柴胡汤合龙胆泻肝汤加减。

处方：龙胆草10 g，清半夏15 g，柴胡10 g，生甘草5 g，生白术20 g，党参20 g，猪苓15 g，茯苓15 g，泽泻10 g，黄芩15 g，连翘15 g，桂枝10 g，黄连10 g，生姜10 g。3剂，每日1剂，水煎服。

二诊（2019年8月23日）：服药后发热畏寒时作、口苦咽干、头晕恶心及全身酸痛症状消失。小便频数、涩痛、少腹胀痛、腰痛明显减轻，舌质红，苔微腻，脉滑。去党参、桂枝，加泽泻、木通、车前子清热利湿，可使湿热从小便而解。加生地、当归有滋阴养血之功。5剂，每日1剂，水煎服。

三诊（2019年8月29日）：诸症消失，已获全效。为巩固疗效，再进3剂，1个月后随访，痊愈。

【按语】该病为下焦湿热兼伤寒中风少阳病，见寒热往来无定时，胸胁痞满，默默不欲食，心烦喜呕，或腹中痛，或渴或咳，或利或悸，小便不利，口苦耳聋，脉弦。因病邪至半表半里，正邪相争，正胜则发热，邪胜则恶寒，故恶寒与发热交替出现，发无定时。《素问·气厥论篇》曰"胞移热于膀胱，则尿血、溺血"，《金匮要略·五脏风寒积聚病篇》谓"热在下焦，则尿血"，明确指出血尿的病机谓胞移热于膀胱，病变部位在膀胱，龙胆泻肝丸来源于古代名方《医方集解》，其中龙胆泻肝丸的功效可从其方中阐明，龙胆草上泻肝胆实火，下清下焦湿热，为君药。黄芩、栀子苦寒，有清热燥温、导热下行之效，为臣药。泽泻、木通、车前子利湿热，可使湿热从小便而解，生地、当归有滋阴养血之功。柴胡有疏肝解郁和引经之功。甘草调和诸药。其泻肝而不伤肝，利湿而不伤阴，配伍相辅相成，故龙胆泻肝丸的功效是为医家和患者所称道的。临证加减变化：呕逆加生姜、陈皮（生姜散逆，陈皮顺气）；去半夏，加花粉（生津）；若不渴，外有微热，去党参，加桂枝覆取微汗（解肌）；咳嗽去生姜，加五味子、干姜（咳为气逆肺寒），五味子敛肺，干姜散寒；虚烦加竹叶、粳米（竹叶凉心，粳米和胃）；齿燥无津加石膏（齿燥属阳明火，石膏清胃止渴）；痰多加栝蒌、贝母（能去热痰）；腹痛去黄芩，加芍药（黄芩寒中，芍药合甘草和里）；胁下坚硬去大枣，加牡蛎（大枣甘令人满，牡蛎咸能软坚）；胁下痛加青皮、芍药（胁为肝胆之部，痛属肝火，二药平肝）；心下悸、小便不利，去黄芩、加茯苓（《黄帝内经》曰：太阳证饮水多，心下必悸，水停心下故悸，水蓄不行，故小便不利，黄芩苦，反坚肾，茯苓淡，能利水）；本经头痛加川芎（入肝活血，散郁除风）；尿黄加茵陈（利湿）。

病案五

患者李某，女，20岁。

初诊（2019年8月28日）：头痛10余年，加重伴发热恶寒3天。患者10年前在当地医院诊断为"偏头痛"，近10年内头痛逐渐加重，口服中成药后症状可减轻。刚开始发作次数较少，后逐渐频繁。近2年每月经前后、疲劳、休息不好及受凉均可引起头痛，以两太阳穴附近为剧，有时伴有恶寒、头晕或呕吐。3天前受凉出现发热恶寒，鼻塞，低热，颈项不适。月经量少，目眶发黑。脉浮，舌红，苔白略厚。

西医诊断：神经性头痛。

中医诊断：头痛，证属少阴病，肝寒犯胃、营血不足兼外感。

治宜温肝暖胃、补血和血兼解表。

方投吴茱萸汤、四物汤合桂枝汤化裁。

处方：吴茱萸10 g，党参20 g，熟地黄15 g，当归20 g，川芎10 g，桂枝15 g，白芍15 g，大枣10枚，炙甘草6 g，生姜6 g，葛根10 g，羌活10 g，防风15 g，乌药10 g，黄芩10 g，黄芪20 g。3剂，每日1剂，水煎服。

二诊（2019年9月1日）：服药后感觉尚好，头痛次数减少，无发热，但昨晚头部隐痛。睡眠欠佳。脉、舌同上。守上方加远志10 g。7剂，每日1剂，水煎服。

三诊（2019年9月24日）：诉服药后头部较舒适，脉、舌同上。守上方加泽泻20 g、桂枝5 g、茯苓10 g、猪苓10 g、白术10 g、龟胶20 g、洋参片5 g、红参片5 g、神曲10 g、地龙10 g。10剂，水煎服。

四诊（2019年10月15日）：诸症消失，已获全效。为巩固疗效，再服20剂粉末，每次5 g，每天3次冲服。1个月后随访，痊愈。

【按语】《伤寒论》309条"少阴病，吐利，手足遂冷，烦躁欲死者，吴茱萸汤主之"及378条"干呕，吐涎沫，头痛者，吴茱萸汤主之"，患者两太阳穴附近头痛，证属少阴病。头痛、呕吐甚或恶寒，脉细乃厥阴肝经寒邪犯胃而成，用吴茱萸汤以温肝暖胃；月经量少、头晕乃营血亏虚所致，用四物汤以养肝血；近几天轻微感冒，鼻塞，低热，后颈项疼痛，乃肝之阴阳两虚反停于肺所致，投桂枝汤加葛根以祛风解表。川芎入肝以行血中之气，黄芪补气健脾，防风祛风解表以强桂枝汤解表之功。二诊加炙远志以改善睡眠。三、四诊时加五苓散以健脾祛湿，脾健则气血调和，制成粉剂以巩固疗效。

病案六

发热（阴虚为本，虚火上炎）

患者胡某，男，60岁。

初诊（2019年10月7日）：咽部不适，疼痛半年余。患者自诉咽部不适，疼痛半年余，经诊断为慢性咽喉炎，服用多种中西药皆无效；每遇劳累则咽痛加重，咽中有痰难咳，午后低热，常并发口腔溃疡，大便溏薄，小便黄短。现症见咽部做红，舌质红，中心光剥，苔薄黄，脉细数。曾服大剂量养阴清热解毒之品，也曾有好转，但停药则转甚。为进一步诊治，慕名前来求诊。

西医诊断：慢性咽喉炎。

中医诊断：发热（阴虚为本，虚火上炎）。

此证阴虚为本，虚火上炎为标，治当以滋水养阴为先，反佐以引火归原。

处方：生地黄30 g，元参20 g，茯苓15 g，山茱萸15 g，五味子10 g，天冬50 g，麦冬20 g，竹叶10 g，炒栀子10 g，肉桂5 g，甘草5 g。5剂，饭后服，每日1剂。

二诊（2019年10月15日）：此方连服5剂后，咽痛、口干大减，同方继服 10 剂。

三诊（2019 年 10 月 26 日）：服 10 剂后口腔溃疡愈合，低热平，已无咽痛。停药 1 个月，未见复发。

【按语】《黄帝内经》云："奇之不去则偶之""偶之不去，则反位以取之。所谓寒热温凉，反从其病也"。本证阴虚阳浮，治当以养阴为先，反佐以引火归原。引火归原是治疗虚阳浮越的方法，意在引火下潜，火归肾宅。

其火指虚火无疑，但究其之原，乃系肾水不足，阴津不足则虚阳失约，故当滋水养阴，引火归原。张景岳云："阴根于阳，阳根于阴，凡病有不可正治者，当从阳以引阴，从阴以引阳，各求其属而衰之。"又说："引火归原，纳气归肾，从阴到阳也。"本法即在大队滋水养阴药中，加一味肉桂以引火归原，使阴阳平衡则虚火不升。此法历代医家推崇备至，如《医方集解》云："火从肾生，是水中之火也。火可以水折，水中之火不可以水折，附桂与火同气而味辛，能开腠理，致津液，通气道，据其窟宅而招之，同气相求，火必下降矣""据宅而招，同气相求"，这就是阴虚火炎，而反用引火归原的理论根据。

病案七

发热（温热蕴结，气滞血瘀）

患者王某，女，30 岁。

初诊（2019 年 10 月 8 日）：持续性下腹痛、腰骶部疼痛、自觉发热半年余，加重 1 个月，主诉 2015 年结婚，2016 年 10 月生育一子，2018 年 12 月行人流术，术后近半年自觉发热，经期前移，伴痛经，2019 年 3 月以来，持续性下腹痛，传腰骶部疼痛，在劳累或性交后明显加重，影响正常生活；妇检：外阴（－），阴道内白带量多色黄、秽臭、宫颈 Ⅱ 度腐烂，子宫后位，大小正常，有压痛，活动度差，双侧附件增厚压痛。B 超显示：①盆腔子宫直肠见不规则条索状，混合型低回声区，边界不清，无血流灌注；②双侧附件部出现纺锤状块低回声图像，其边缘较清晰，呈薄壁状。实验室检查：白细胞数偏高，中性粒细胞数偏高。症见面色萎黄无华，精神差，懒言，疲乏，食欲不振，失眠，小腹胀痛，伴腰骶部持续性疼痛，劳作后加剧，小便黄，大便秘结，舌质暗红，苔黄腻，脉弦数。

西医诊断：

1.慢性盆腔炎；

2.盆腔炎性包块。

中医辨证：发热（温热蕴结，气滞血瘀）。

治宜清热利湿，化瘀散结。

用化瘀通络散结胶囊治之。

方药：牡丹皮、延胡索、炒黄柏、赤芍、柴胡各15 g，红藤30 g，蒲公英20 g，败酱草、土茯苓、夏枯草各20 g，当归12 g，香附、川芎、桃仁各10 g，三棱、莪术各10 g，甘草6 g，于睡前将药温调到38～40 ℃，用导尿管插入肛门内14 cm以上，15 min内灌完，保留灌肠卧床休息30 min，1日1次，同时将上方药物各15 g研磨混合装入15 cm×30 cm纱布袋内，每袋100 g，系于小腹正中或脐部用热水袋加热，于晚间卧床置于脐部外治使用。15天为1疗程，4疗程后进行临床疗效评价。

二诊（2019年10月26日）：诉口服、外用治疗1疗程后，自觉精神恢复，睡眠改善，白带量减，小腹及骶部疼痛缓解，尤其是经期疼痛、劳累后或性交后疼痛较前缓解。小便黄，大便秘结，舌质暗红，苔黄白腻，脉弦细数。嘱其继续按原方原法用药，观察病情转归。

三诊（2019年11月13日）：患者诉用药后全身轻松有劲，望神色见精神好，面色红润，食欲正常，吃饭有香味，白带减少，异味基本消除，小便清亮，便秘改善，治疗期间遇来经亦未提前，疼痛减轻，血块减少，血色较前略红，小腹及骶部疼痛基本消失。舌质暗，苔微黄，舌中及后根部厚腻，嘱续按方药治疗，以观后效。

四诊（2019年12月11日）：患者诉原自觉症状消失，经期正常，痛经消除，白带清淡少量，小腹及骶部疼痛消除，无不适。舌质暗红，苔微黄，薄而腻，脉弦数。为巩固疗效，嘱守原方原法继用1疗程。随访1年未复发。

【按语】女性盆腔炎性包块是现代医学的病名，属于中医"月经不调、腹痛、不孕、盆腔炎、癥瘕"等病范畴。《景岳全书·妇人规》曰："瘀血留滞做痕，唯妇人有之，其证则或由经期，或由产后，凡内伤生冷，或外受风寒，或郁怒伤肝，气逆而血留……总有血运之时，余血未尽，而一有所逆，则留滞日积，而渐以成痕。"这一论述与盆腔炎性包块的发病与临床特点极为相似。西医药治疗慢性盆腔炎疗效欠佳，抗生素对控制盆腔炎急性期敏感细菌感染较为有效，但对慢性盆腔炎症，由于组织粘连，局部循环障碍，抗生素难于渗入局部发挥作用，且抗生素不具备缓解粘连的作用。而中药化瘀通络散结汤具有较强的针对性，可达到治疗目的。

中药化瘀通络，是借鉴王清任五逐瘀汤的基础上，将自己多年的临床经验方药化裁加减组成，治疗以清热除湿、温经活血、化瘀通络、散结止痛为主。方中牡丹皮清热活血散瘀，延胡索活血行气止痛，红藤清热活血止痛共为君药。赤芍、川芎、桃仁助君药活血化瘀、散结止痛，土茯苓解毒除湿共为臣药。当归养血益阴；蒲公英、败酱草、夏枯草、白花蛇舌草、皂刺能清热利湿，软坚散结，抗菌消炎；黄柏清热解毒燥湿；柴胡疏肝解郁，升达清阳；川楝子、香附尤善理气行滞；三棱、莪术行气破血，化瘀散结，共为佐药。甘草调和诸药，共奏清热利湿、行气活血、软坚散结、化瘀通络、抗菌消炎止痛之功效。

病案八

发热（肝经火郁，热毒炽盛，上扰清窍）

患者朱某，男，50岁。

初诊（2010年11月23日）：突发右侧肢体瘫软无力1周。患者既往有"高血压"病史，间歇性头晕头痛发作5余年，自述1周前晨起洗漱时，头痛剧烈，扑倒在地，神志不清，昏迷不醒，口舌歪斜，右侧肢体瘫软无力，遂被家人急送至我院。查体：体温39.0℃，心率114次/分，呼吸36次/分，血压185/115 mmHg，患者神志不清，呈嗜睡状，口角向左侧歪斜，右侧鼻唇沟变浅，右上、下肢肌力均为2级，右侧巴氏征阳性。头颅CT提示：左侧基底节区脑出血。患者平素口干口渴，大便3～5日一行，时见身热嗜睡、烦躁不安、面色潮红、呕吐，舌红苔黄而干，小便频数，脉弦紧。

西医诊断：脑出血。

中医辨证：中风－发热（肝经火郁，热毒炽盛，上扰清窍）。

治法：清肝泻火，潜阳熄风。

方用龙胆泻肝汤加减：龙胆草10g，黄芩9g，栀子6g，大黄5g，珍珠母30g，磁石30g，地龙15g，野菊花15g，钩藤12g，生龙骨、生牡蛎各15g，赤芍10g，怀牛膝30g，生石膏45g，竹茹15g。水煎分服，1日1剂。连服5天后患者身热即退，呕吐止，神志转清，头痛亦减，大便已调，小便仍频数，舌红，苔薄白，脉弦。上方去石膏、大黄、珍珠母、磁石，加生地黄20g、牡丹皮10g、车前子10g。服7剂后，患者可起床活动，肢体肌力恢复为3级，病情大为好转，继以补阳还五汤调理后康复。

【按语】《证治准绳·中风》云："内风之动，皆由于肝木之旺，木火生风，是其常态。"故清解肝之火热毒邪，可断其风之源头，故用钩藤、菊花熄风清热；丹皮、栀子泻火解毒；珍珠母、磁石、生龙骨、生牡蛎平肝潜阳。总之，中风病的发生，可因气候骤变、烦劳过度等因素引起，其中情志因素占有非常重要的地位。"五脏各有火，五志激起，其火随起。"根据火、热、痰、瘀蕴积终成热毒的特点，临床上不能以清热解毒一法治之。在具体治疗方案中，围绕解毒通络治法要重视综合调整，必须解毒通络、化瘀涤痰并举。选方用药上可辨证选取虫类药，取其"虫类走蹿，入内搜剔"之功；另可取"类比象"，选用藤类药，取其"藤类入络"之功；还可取辛香之品，取其"辛香通络，引经报使"之功。

病案九

发热（太阳、少阳合并证）

患者刘某，女，23岁。

初诊（2019年2月16日）：恶寒、发热1周伴口干1天，患者1周前因受凉出现鼻塞、恶寒、发热、自汗、口干、咽干、胃脘冷痛症状，未引起足够重视，自服"消炎"药物治疗（具体药物及剂量不详），未见明显好转。1天前上述症状加重且伴口苦、咽干症状，体温至39.2℃，为求系统治疗，来我院门诊就诊。症见鼻塞、恶寒、发热、自汗、恶心、口苦、咽干、胃脘冷痛，二便正常，舌淡，苔薄白，脉浮弦。

西医诊断：上呼吸道感染。

中医诊断：发热（太阳、少阳合并证）。

治宜解表和里。拟方柴胡桂枝汤加减。

处方：桂枝10g，炒白芍15g，生姜6g，大枣10g，柴胡10g，黄芩10g，太子参15g，茯苓15g，麸炒白术10g，紫苏叶10g，生黄芪20g，防风10g，甘草3g，半夏10g。3剂，水煎服，每日1剂，分2次服。

二诊（2019年2月19日）：服上药后诸症明显减轻，仍觉胃脘部不适。上方大枣加至15g，加木香5g、砂仁10g。3剂，水煎服，每日1剂，分2次服。

三诊（2019年2月28日）：胃脘冷痛症状较前明显减轻，无鼻塞、恶寒、发热、自汗、恶心、口苦、咽干症状，无其他不适。继以上方。7剂，水煎服，每日1剂。服药后诸症皆消，后随访1个月未见复发。

【按语】 该患者发病前有鼻塞、恶寒、发热、自汗等感冒的症状，继之出现口苦、咽干等少阳证症状。其症状特点符合"太阳合并少阳证"的特征。张景岳指出："邪在太阳者，当知为阳中之表，治宜轻法；邪在少阳者，当知为阳中之枢，治宜和解，此皆治表之法也。"即临证见发热三五天或六七天或服他药高热不解者，无论兼少阳证与否，都应用本方，往往几剂即可收功。故治疗上应对太阳证解表，也要兼顾少阳证以和里，故以柴胡桂枝汤加减治之。

病案十

发热（痰热郁肺）

患者石某，男，40岁。

初诊（2019年1月27日）：反反复复咳嗽、咳痰1周，加重伴发热5天。患者于1周前因感冒出现咳嗽、咳痰，痰初起为白色泡沫痰，难以咳出，自服感冒药后，病情较前减轻，自行终止口服药物。4天前患者上述症状加重并出现发热（体温最高时达38.5℃），右侧胸痛，咳痰为黄色痰，遂到我院急诊科就诊，行胸部正位片：右下肺感染，诊断为"右下肺炎"，予以抗感染、止咳等对症治疗（阿奇霉素0.5 g，1次/日）后病情未见明显好转，为求系统治疗，今日来我门诊。症见咳嗽，咳大量白黏痰，呈泡沫状，胸闷，气短，乏力，口干。舌暗红，苔厚腻，花剥苔，脉弦滑。

西医诊断：右下肺炎。

中医诊断：发热（痰热壅肺）。

治宜清热化痰，宣肺平喘。拟方豁痰丸加减。

处方：射干15 g，桂枝10 g，白前10 g，当归15 g，枳壳10 g，桔梗20 g，知母15 g，生甘草5 g，茯苓15 g，瓜蒌20 g，麦冬15 g，天花粉15 g，炙麻黄10 g。3剂，水煎服，3次/日。

二诊（2019年1月30日）：服上药后诸症明显减轻，仍觉咳嗽。继续以上方3剂，水煎服，每日1剂，分2次服。

四诊（2019年2月5日）：咳嗽、咳痰症状明显好转，无发热，偶感胸痛。上方去麻黄、射干，加生地黄10 g以清热滋阴。3剂，水煎服，每日1剂。服药后诸症皆消，后随访2个月未见复发。

【按语】 该患者发热，体温最高38.5℃，咽痛，咳嗽，咳黄色黏痰，不易咳出，无痰中带血，右侧胸痛，汗出多，口干欲饮，乏力，胸闷，心悸，气短，手脚心热，精神欠佳，胃纳可，睡眠可，大小便正常，舌暗红，苔少，脉弦滑。四诊合参，属"咳嗽"范畴，证属"痰热壅肺"。分析患者感受风热，风热犯肺，肺失清肃而出现咳嗽，不易咳出，右侧胸痛，胸闷，心悸，气短等症；肺气虚，腠理皮肤则见汗出。综上，本病属中医"发热"范畴，病机为痰热壅肺，病性为热邪，病位在肺，预后欠佳。治疗上当以清热化痰、宣肺平喘为法，故当选豁痰丸为主方。方中射干、生甘草解毒清热泻肺；枳壳、桔梗宣降肺气，瓜蒌、茯苓宽胸下气、燥湿化痰；知母、麦冬、天花粉养阴润肺；白前、当归止咳化痰；炙麻黄宣肺解郁。后加生地以清热滋阴以防热急伤阴。

第十二节 哮病

哮病是一种临床常见的肺系疾病，痰鸣气喘是其主要表现。特点是具有发作性。《金匮要略·肺痿肺痈咳嗽上气病脉证并治》篇中提出："……咳而上气，喉中水鸡声，射干麻黄汤主之……"，明确地指出了哮病的发作特征和治疗。类似还有："……膈上病痰，满喘咳吐，发则寒热，背痛腰疼，目泣自出，其人振振身瞤剧，必有伏饮……"，肺为娇脏，外合皮毛，主宣发肃降，不耐寒热。中医经典中论述其特点：如"……形寒饮冷则伤肺……"，再如"……温邪上受，首先犯肺……"。六淫侵袭，如风、寒、热等，皆能影响肺气宣肃，引动肺中伏饮，导致本病。人是一个有机整体，气血相通，经络相连，一脏患病，每每牵及其他脏腑，而其他脏腑功能运行过程，亦多影响患病之脏，所谓"五脏六腑皆令人咳"，因而，依王老多年行医经验，本着"治病必求于本"的治疗原则，治肺的同时，亦要重视其他脏腑对肺之影响。同时饮食及素体体质问题亦为常见引发此病的原因。现总结如下：

病案一

哮病（寒哮）

患者胡某，女，19岁。

初诊（2019年10月23日）：咳嗽、咳痰反复发作1年余，加重伴呼吸困难3天。患者于1年前因感冒开始出现咳嗽，咳痰，喘息、气短，无胸闷、胸痛，无咯血，无潮热盗汗。就诊于天水市第一人民医院，诊断为"支气管哮喘"，给予抗过敏、扩张气道以及抗感染、对症治疗后，病情逐渐缓解。此后，多在感冒或受凉后上症加重。均经解痉平喘、抗感染及对症治疗病情可缓解。3天前上症再次加重，并伴气短，呼吸困难，痰白，色淡且有泡沫，畏寒怕冷，易感冒。夜眠及纳食差，大、小便正常。无胸痛，无咯血，无潮热盗汗。舌质淡，苔白腻，脉沉细。

西医诊断：支气管哮喘（急性发作）。

中医诊断：哮病（寒哮）。

治法：温肺化痰，散寒平喘。

方选射干麻黄汤合加减。

处方：麻黄10 g，细辛3 g，苏子10 g，法半夏10 g，紫菀10 g，款冬花10 g，射干10 g，杏仁10 g，五味子10 g，生姜10 g，桂枝10 g，白芍10 g，炙甘草10 g。每日1剂，水煎分2次服。

二诊（2019年11月3日）：服上药后诸症明显减轻，仍觉咳痰。继续上方，每日1剂，水煎服，共3剂。

……

四诊（2019年12月1日）：咳嗽、咳痰症状明显减轻，且无呼吸困难症状。上方去白芍，加太子参10 g健脾益气，生津润肺。煎服法同前。服药后诸症皆消，随访1个月后上述症状未再复发。

【按语】患者咳嗽，咳白色黏痰，夹有泡沫，伴有胸闷，气短，同时乏力、口干，纳差、眠差，大、小便正常，舌质淡，苔白腻，脉沉细为证候特点，四诊合参，当属中医"哮病"之范畴，为"寒哮"之证。此病乃因患者平素饮食不节，损伤脾胃。运化水谷精微及水液不及，脾胃为生痰之源，肺为贮痰之器。脾虚失运，痰浊内生，壅阻于肺，复感外邪，肺失宣肃，故见上症。治以宣肺、化痰、散寒止咳为法。本病病位在肺，与脾密切相关，病程长，预后欠佳。给予射干麻黄汤合小青龙汤加减。方中麻黄温宣肺气，射干泻肺降逆，利咽散结，祛痰化饮，两者共为君药，杏仁化痰利咽，宣肺平喘；款冬花宣肺化饮止咳、紫菀泻肺止咳，温化寒饮，两者合用，一升一降，共调肺气。肺气上逆，给予五味子收敛肺气,细辛、干姜温肺化饮,助半夏降逆化痰共为臣药,桂枝与白芍配伍,调和营卫之效;苏子肃降肺气,炙甘草益气和中后,加人参以扶正固本。本方标本兼治,故显效。

病案二

哮病（痰热蕴肺）

患者张某,女,30岁。

初诊（2019年10月30日）:咳嗽、咳痰,喉中哮鸣音反复发作2年余,加重伴呼吸困难7天。患者于2年前受寒,未予重视及系统诊治,日久开始出现咳嗽、咳痰色黄,喉中痰鸣如吼,气喘息粗,胸闷,无胸痛,无咯血,无潮热盗汗。就诊于我院门诊,经完善相关检查后诊断为"支气管哮喘",给予抗过敏以及扩张气道、抗感染、对症治疗后,病情可逐渐缓解。舌红,苔黄腻,脉弦滑。

西医诊断:支气管哮喘（发作期）。

中医诊断:哮病（热哮）。

治法:清热化痰,宣肺平喘。

选方为定喘汤合小柴胡汤加减:蜜麻黄10 g,黄芩10 g,北柴胡10 g,桑白皮10 g,款冬花10 g,炒栀子10 g,黄连10 g,法半夏10 g,杏仁10 g,浙贝母10 g,蒲公英10 g,知母10 g,瓜蒌10 g,陈皮10 g,炙甘草5 g。上方诸药6剂,水煎取汁300 mL,每日1剂,分2次服。方中麻黄宣肺平喘,桑白皮、炒栀子、黄芩、黄连清热解毒,肃肺止咳;杏仁、法半夏、款冬花化痰降逆;瓜蒌、知母清热化痰;柴胡疏散表泻,兼疏肝理气。

二诊（2019年11月7日）:服上药后,诸症皆较前改善。继服上方12剂而诸症皆瘥。随访7周未反复。

病案三

哮病（寒包热哮）

患者赵某,女,68岁。

初诊（2019年11月21日）：咳嗽、咳痰，喉中哮鸣音反复发作10年，加重7天。患者于10年前因感受寒凉之邪后开始出现咳嗽、咳痰，未予重视，后症状自行缓解后遗留喘促及喉中哮鸣音，胸膈烦闷，呼吸气促，伴有气短，胸闷，咳痰色黄，难以咳出。口干欲饮，大便干。舌边尖红，脉弦紧。

西医诊断：支气管哮喘（发作期）。

中医诊断：哮病（寒包热哮）。

治法：解表清肺，化痰平喘。

方选小青龙加石膏汤加减。组成如下：麻黄10 g，苦杏仁10 g，生石膏15 g，黄连10 g，炙甘草5 g，射干10 g，前胡10 g，白前10 g，醋五味子10 g，黄芩10 g，蒲公英15 g，细辛5 g，蜜紫菀10 g，陈皮10 g，姜半夏10 g。上方诸药6剂，每日1剂，水煎，分2次口服。方中麻黄解表散寒，宣肺平喘。石膏清泻气分实热，黄连、蒲公英清热解毒，杏仁、射干、紫菀清肺止咳，降气平喘。姜半夏、陈皮化痰止咳，细辛辛温散寒，佐石膏之寒性，从根源治疗哮病。

二诊（2019年11月30日）：服上药后喉中哮鸣音明显好转。口干明显好转，大便稀。原方去石膏，加炒山药15 g，继服6剂，煎服法同前。

三诊：（2019年12月8日）：服上药后，诸症去其大半，继服上方10剂。后随访1个月，未再反复。

病案四

周某，女，48岁。

初诊（2019年10月23日）：咳嗽、咳痰，喉中痰涎壅盛，恶心欲吐，声如拽锯，胸闷不得卧。喷嚏、鼻塞、流涕。舌淡红，苔厚腻，脉弦紧。

方选二陈汤合三子养亲汤加减：陈皮10 g，姜半夏10 g，苦杏仁10 g，茯苓10 g，紫苏子10 g，莱菔子10 g，白芥子10 g，桔梗10 g，紫菀15 g，炙甘草5 g。上方诸药6剂，每日1剂，水煎300 mL，分2次口服。

二诊（2019年11月3日）：服上药后，咳嗽、咳痰、喉中痰鸣均较前明显好转。继服上方15剂，上述诸症得解。

病案五

患者裴某，男，62岁。

初诊（2019年7月19日）：咳嗽，痰少而黏，口干，恶心欲呕，喉中哮鸣有声。咽燥口渴，乏力，大便干，小便短赤。舌红，苔少，脉细数。患者有支气管哮喘病史5年，此次已发作多日，经当地诊所给予抗感染、抗过敏及对症治疗后，遗留上述症状。年久病伤阴之证，治疗以滋阴润肺，方选竹叶石膏汤加减：竹叶10 g，麦冬10 g，生石膏20 g，沙参10 g，法半夏9 g，粳米10 g，炙甘草3 g，浙贝母15 g，桑叶15 g，阿胶5 g（烊化）。上方诸药5剂，每日1剂，水煎300 mL，分2次口服。

二诊（2019年7月28日）：服上药后患者上述症状较前减轻，但自述口渴，遂于原方基础上酌加天花粉15 g、知母10 g。继服7剂。

三诊（2019年8月10日）：服上药诸症皆明显改善，原方基础上酌加陈皮6 g、麸炒白术10 g，继服10剂后症状基本消失。随访1个月未再复发。

第十三节　肺胀

凡因多种慢性肺系疾患迁延反复发作，导致肺气胀满、敛降失常的病症均可归于"肺胀"范畴；常见西医诊断有肺源性心脏病、慢性支气管炎合并肺气肿等。王老集多年行医经验，对此类疾病分析归纳，根据疾病的发生发展过程，辨证论治，辨以八纲，治以八法，寻其病证之本源。在表者，从表而散，在里者，从里而解。寒者温之散之，热者清之透之，痰饮瘀血为患，则泻其实，并固护其本。与此同时，亦视病情以求先表后里而解，先里后表而解，亦或表里双解。有解表而和里，里通而表自和，表和而里自通，若有表透不畅，从里而解亦可收其奇效。

"肺胀"之为病，病灶焦点始终在肺，其发展次序由表及里。初起以表证为主，有表寒、表热、表虚、表实之分。治宜解表，其法分辛温解表辛凉解表；若表解不能，进一步即见半表半里、表里合病，治宜表里双解；如若再不解，则纯见里证，治宜温里清里。此乃该病之常见治疗规律。如若病情危重或迁延不愈，则又当究其根本，随症施治。现总结如下：

解表法经典病案：

病案一

患者周某，女，48岁，

初诊（2019年10月23日）：发热口渴，咳嗽，微烦，面赤，舌质红，苔黄，脉浮数，汗出不彻。

治宜疏风清热，宣肺通阳。

选方为桑菊饮合葱豉汤加减：桑叶6 g，杏仁9 g，桔梗10 g，菊花10 g，连翘10 g，僵蚕10 g，牛蒡子10 g，薄荷6 g，甘草10 g，苇根15 g，葱白5寸，豆豉10 g。上方诸药5剂，水煎取汁300 mL，每日1剂，分2次服。一次而愈，随访1个月而未反复。

病案二

患者孔某，男，54岁。

初诊（2018年11月13日）：咳嗽，微喘，发热无汗，痰多色白，舌淡红，苔白而腻。

治宜温肺散寒，化痰平喘。

治疗以杏苏散合葱豉汤加减：苏叶10 g，桔梗10 g，半夏9 g，陈皮10 g，炙甘草6 g，豆豉10 g，荷叶10 g，扁豆花20 g，藿香10 g，生姜2片，葱白5寸，大枣3枚。上方诸药6剂，水煎取汁300 mL，每日1剂，分2次服。

二诊（2018年11月13日）：服上药后患者咳嗽、气喘症状明显改善，但因饮食未忌生冷，故出现便溏腹满，遂于原方基础上去甘草、大枣，加焦山楂 15 g、炒麦芽 15 g。继服 5 剂，煎服法同前。

三诊（2018 年 11 月 23 日）：服上药后诸症明显改善，尚遗留恶寒症状，且伴有轻微汗出，在原方基础上酌加桂枝 10 g、白芍 15 g、生姜 6 g，继服 5 剂而瘥。

病案三

患者刘某，女，51 岁。

初诊（2019 年 10 月 31 日）：咳嗽、痰少，发热，脘腹闷胀不适，口干渴，汗出不畅，舌质微红，苔白而滑，脉浮数。

治宜祛暑解表，宣肺止咳。

方选香薷饮加减，组成如下：香薷 10 g，连翘 10 g，僵蚕 9 g，杏仁 10 g，前胡 15 g，茯苓 15 g，枳壳 10 g，葱白 5 寸。上方诸药 6 剂，水煎取汁 300 mL，每日 1 剂，分 2 次服。

二诊（2019 年 11 月 7 日）：服上药后患者咳嗽、咳痰、口干渴症状改善，但略有心烦，尿略少而黄，于原方基础上酌情加黄连 10 g、六一散 6 g。继服 5 剂，煎服法同前。

三诊（2019 年 11 月 15 日）：服上药后患者诸症皆明显改善，但出现腹泻、舌苔白腻，遂于原方基础上去黄连、六一散，酌加木瓜 10 g、茯苓 10 g。继服 5 剂，诸证皆除。

表里双解法代表病案：

病案一

患者吕某，女，57 岁。

初诊（2018 年 10 月 23 日）：咳嗽、咳痰，发热喘促，口渴欲饮，烦躁，无汗，舌红苔黄，脉浮数有力。乃表寒里热之征象。

治宜表里两解，以辛凉宣泄、清肺平喘为法。

方选麻杏石甘汤加味：麻黄 9 g，杏仁 9 g，炒苏子 15 g，生石膏 30 g，炙甘草6 g，玉竹10 g，天花粉10 g。上方诸药6剂，水煎取汁300 mL，每日1剂，分2次服。

二诊（2018年10月30日）：服上药后，患者咳嗽较前好转，但喘促明显，痰多。于原方基础上酌加葶苈子15 g。继服5剂，煎服法同前。

三诊（2018年11月8日）：服上药后，患者咳嗽、喘促均明显改善，但自觉乏力、四肢轻微抖动。考虑邪去大半而正气亏虚，于原方基础上加太子参15 g、僵蚕6 g、蝉蜕9 g。煎服法同前。后随访1个月余，病情未再反复。

病案二

患者张某，男，68岁。

初诊（2019年10月18日）：呼吸喘促，喉中痰鸣间作，如水鸡声，面色青白，无口干及口渴，无烦躁，大、小便正常。舌淡，苔白，脉浮紧。

治宜宣肺解表、散寒化饮。

方选射干麻黄汤加减：射干15 g，细辛3 g，麻黄10 g，五味子15 g，炙甘草10 g，大枣10 g，紫菀10 g。上方诸药6剂，水煎取汁300 mL，每日1剂，分2次服。

二诊（2019年10月28日）：服上药后，诸症皆减，继服上方10剂后病瘥。随访2个月，病情未再反复。

病案三

患者王某，女，55岁。

初诊（2019年9月16日）：咳嗽、轻微咳喘，胸满气短，发热无汗，体温最高达38 ℃，下利便稀，舌质淡，苔白，脉浮缓，此乃表虚喘促。

治宜解表散寒，调和营卫。

方选桂枝加厚朴杏子汤加减：桂枝12 g，白芍12 g，生姜6 g，厚朴10 g，法半夏10 g，款冬花15 g，大枣10 g，杏仁12 g。上方诸药10剂，水煎取汁300 mL，每日1剂，分2次服。服上药而愈，随访5周，病情未反复。

病案四

患者王某，女，71岁。

初诊（2019年9月24日）：咳嗽、气喘，发热汗出，下利黏臭，腹部胀满，心中烦躁，舌红、苔黄、脉促。

治宜解表清里。

方选葛根芩连汤加味：葛根15 g，黄芩10 g，黄连10 g，姜半夏9 g，炙甘草5 g。上方诸药3剂，水煎取汁300 mL，每日1剂，分2次服。

二诊（2019年9月28日）：服上药后，发热、咳喘、下利症状明显改善，但出现恶风、自汗等症状，考虑营卫不和，治疗以原方基础上酌加生姜6 g、大枣10 g，辛甘化阳，调和营卫。取上药6剂，煎服法同前。服药后诸症悉瘥，后随访1个月，病情稳定。

病案五

患者宋某，女，75岁。

初诊（2019年11月23日）：咳嗽气喘，咳痰量多，色黄。发热，上腹满痛，大便干结，舌红苔黄腻，脉沉滑。此乃表邪未解而内陷，痰与热互结于胸中。

治宜清热涤痰，辛开苦降。

方选瓜蒌薤白汤合小陷胸汤加减：全瓜蒌12 g，黄连10 g，薤白10 g，枳实10 g，甘草6 g，豆豉10 g，焦栀子10 g。上方诸药3剂，水煎取汁300 mL，每日1剂，分2次服。

二诊（2019年11月29日）：服上药后咳嗽、气喘及便干症状较前明显好转。继服上方10剂，诸症得解。

病案六

患者周某，男，75岁。

初诊（2019年9月13日）：咳而胸满，微喘，湿邪肺闭，发热，多痰稠浊，味腥臭，舌淡，苔腻，脉濡。

治宜清肺化痰，止咳定喘。

方选千金苇茎汤合桑白皮汤加减：冬瓜仁 10 g，薏苡仁 10 g，桃仁 10 g，杏仁 10 g，炒苏子 10 g，芦根 15 g，通草 10 g，炒麦芽 10 g，桑白皮 10 g，前胡 10 g。上方诸药 3 剂，水煎取汁 300 mL，每日 1 剂，分 2 次服。

二诊（2019 年 9 月 17 日）：服上药后，患者咳嗽、咳腥臭脓痰症状较前明显改善。继服上方 10 剂后症状基本消失。

病案七

患者赵某，女，50 岁。

初诊（2019 年 10 月 24 日）：咳嗽、气喘间断发作 5 年，加重伴难以平卧 2 天。患者于 5 年前因受寒出现咳嗽、咳少量白痰，难以咳出，经抗感染及对症治疗后病情好转。此后患者每于受凉后诱发上症，并以秋、冬季为多发，每年平均发作 1～2 次，每次均给予抗感染（具体药物不详）、化痰等综合治疗症状好转。于入院前 2 天因感冒诱发上症加重，自行口服药物（具体用药及剂量不详）后，咳嗽、咳痰症状未见明显缓解，遂来我院门诊就诊。舌暗红，苔白腻、脉弦细。

治以健脾益肺、化痰降气为法，方以麻杏二三汤加减。

处方：炙麻黄 10 g，莱菔子 10 g，杏仁 10 g，姜半夏 10 g，白芥子 10 g，炒苏子 10 g，芦根 15 g，通草 10 g，茯苓 10 g，陈皮 10 g，生姜 6 g，炙甘草 3 g，厚朴 10 g，川芎 10 g。上方诸药 3 剂，水煎取汁 300 mL，3 次/日，每次 100 mL。

二诊（2010 年 10 月 27 日）：服药后上述诸症均明显减轻，但仍咳痰色白，量多。继服上方 3 剂，每日 1 剂，分 3 次服。

……

五诊（2019 年 11 月 15 日）：咳嗽、咳痰较前明显减轻，仍自觉偶有气短症状，无其他不适。于原方基础上去麻黄，加大枣 12 枚、人参 10 g 补脾益气，同时酌加山萸肉 20 g、怀牛膝 20 g 以引药下行、补肾纳气。

上方3剂，水煎取汁300 mL，每日1剂，分3次口服。服药后以上诸症皆消，1个月内随访4次，均未见复发。

【**按语**】患者主症为咳嗽、咳痰，痰量少色白，不易咳出，伴气短、胸闷，活动后或受凉后加重，胃纳及睡眠可，大、小便正常。舌质暗红，苔白腻，脉弦细。四诊合参，本病当属中医"肺胀"范畴，属于"痰浊阻肺，肺肾两虚"证。分析：患者病程长，久病耗伤肺气，肺气虚，卫外不固，六淫外邪乘虚而入，肺为华盖，外邪入侵，上先受之，且肺为娇脏，外邪伤肺，肺失宣肃，故出现咳嗽、咳痰，肺气郁闭，故见胸闷、气短等症状；病久伤气，因子盗母气，肺病及脾，同时母病及子，肺病日久伤及肾元，导致肺、脾、肾三脏俱虚，故见活动后加重；舌暗红，苔白腻，脉弦细，乃痰浊内阻、肺肾两虚之征象。本病病位在肺、脾、肾，病机为痰浊阻肺、肺肾两虚，病性为虚实夹杂，预后不良。治以宣肺化痰，降气平喘、健脾益肾为法，方以麻杏二三汤加减。方中半夏、陈皮健脾燥湿；厚朴行气降逆；茯苓、白术、甘草健脾燥湿、运脾和中；苏子、白芥子、莱菔子降气化痰、止咳平喘；久病气血瘀阻，故见舌暗，佐以川芎活血行气。全方共奏宣肺化痰、降气平喘、健脾益肺、化瘀行气之功，使得脾胃得以运化，痰浊不生，肺气宣降适宜，后加山萸肉、怀牛膝以补肾纳气，培元固本，诸症得治。对本病，需中西医结合治疗，在急性发作时，西医及时正确地施行对症疗法能起到很大作用，同时给中医药发挥功效争取时间。抗生素必要时亦可用来控制某些严重继发感染。临床使用过程中，必须紧密结合，互相学习，取长补短。

第十四节　胃脘痛病

病案一

胃脘痛病（食滞气郁）

患者李某，女，46岁。

初诊（2019年12月19日）：间歇性胃脘部疼痛3年，加重5天。患者间歇性胃脘部疼痛病史3年，间断在当地医院及诊所治疗，病情反复发作。于5天前因饮食不慎出现胃脘部胀痛，呃逆、泛酸、烧心、纳差，疲乏无力，自服药物效不佳（具体不详），今来院就诊。神志清楚，精神尚可，巩膜及全身皮肤未见黄染，心、肺未见明显阳性体征，中上腹有明显压痛，舌尖红，苔白厚腻，脉弦滑。胃镜检查：慢性浅表性胃炎。

西医诊断：慢性浅表性胃炎（急性发作）。

中医诊断：胃脘痛病（食滞气郁）。

治法：疏调气机、消食导滞。

方药：保和丸加减。

处方：太子参15 g，木香5 g，砂仁5 g，生黄芪15 g，郁金10 g，柿蒂10 g，赭石15 g（先煎），瓜蒌20 g，柴胡10 g，枳实10 g，高良姜5 g，醋香附10 g，黄连10 g，蒲公英15 g，竹茹10 g，建曲10 g，厚朴10 g，茯苓10 g，法半夏5 g，紫苏梗15 g，藿香10 g，炒麦芽10 g，焦山楂10 g，生甘草5 g。5剂，每日1剂，水煎早、晚分2次服。

二诊（2019年12月25日）：患者服用上药后胃痛逐渐减轻。感觉仍有消化欠佳，食后胃脘胀满，嗳气不舒。脉仍沉弦，守方继进并加佛手10 g、香橼10 g、大腹皮10 g。7剂，每日1剂，水煎早、晚分2次服。

三诊（2020年1月5日）：患者服用上药后胃痛已经基本治愈，脘腹胀满也明显减轻。但仍然感觉疲乏较重，困倦嗜睡。脉象弦细，按之沉弱，舌红苔白，仍存在肝胆湿热，在前方基础上酌情添加清肝利胆药物。

处方：炒山栀6g，茵陈15g，川楝子10g，元胡10g。5剂，每日1剂，水煎早、晚分2次服。

四诊（2020年1月14日）：患者服用上药后嗜睡明显减轻，精神好转，但下肢仍觉困乏无力，且有大便不畅。考虑患者目前肝胆热郁有所减轻，继续在原方基础上加减如下：佩兰10g，苏叶10g，青皮10g，陈皮10g，炒山栀10g，茵陈10g，大腹皮10g，槟榔10g，大黄5g。7剂，每日1剂，水煎早、晚分2次服。

五诊（2020年1月20日）：患者服用上药后胃痛脘胀皆愈，精神亦佳。大便仍比较干结，每周大便2次，心烦梦多。考虑患者肝胆郁热日久，湿热偏盛，继续以清化湿热之法治疗。继续在原方基础上加减如下：佩兰10g，苏叶10g，川楝子10g，元胡10g，青皮10g，陈皮10g，炒山栀10g，茵陈20g，大腹皮10g，槟榔10g，大黄5g。7剂，每日1剂，水煎早、晚分2次服。

六诊（2020年1月30日）：患者服用上药后大便畅行，饮食以及睡眠均明显改善，脉舌如常，胃脘部疼痛再未发作，遂停药观察。并嘱其慎饮食，加强锻炼，以增强体质。

【按语】胃土居于中焦，名仓廪之官，主纳食消谷，为多气多血之腑，它是人体的升降枢纽。因为胃禀受冲和之气，稍有偏胜，都会产生病变，所以说古人有"六腑以通为用"之说，治疗胃脘痛以"通则不痛，痛则不通"而立论。王老反复强调："通之之法，迥然各异，虚者补之，寒者温之，气陷者升之，气郁者舒之，火热者清之，湿阻者化之，食滞者导之，痰凝者开之，血瘀者行之，气逆者降之，皆通之之义也，倘然拘于泄下为通，则差矣。"要求我们在临床上治疗胃脘痛时，必须掌握行气疏通之法，即使属于脾胃虚弱的胃脘痛，也必须在补中寓疏或者在疏中寓补，以达到"通"的目的。是以临证处方芳香行气药物以行气解郁，和胃悦脾。在某些顽固性胃脘痛的治疗中则根据"久痛入络"的病机，多选用虫类药物以通络止痛，搜风解痉。本例患者本为肝气郁结日久，横逆犯胃，肝胆湿热，加之饮食积滞，故在治疗中投以升降散、疏调气机并消食导滞之药，立收止痛之效。方中未用传统的止痛之药，而收止痛之效者，治在其本也。

病案二

胃脘痛病（脾阳虚寒，肝气犯胃）

患者田某，男，38岁。

初诊（2019年11月25日）：胃脘胀痛3个月余。患者自诉3个月前因家庭琐事出现胃脘部胀痛，痛连两胁，餐后多见，喜温喜按，遇情绪不畅则痛作或痛甚，嗳气或矢气后则疼痛减轻，喜欢叹息，伴见口苦嘈杂，痞满，午后为重，大便溏稀，每日2～3次，无后背疼痛，无反酸，未系统诊治，自行服药治疗，疗效欠佳。病程中无发热，盗汗，精神欠佳。脉弦，舌淡暗，苔薄白。今行胃镜检查：慢性浅表性胃炎，HP（+）。

西医诊断：慢性胃炎。

中医诊断：胃脘痛（脾阳虚寒，肝气犯胃）。

治法：疏肝温脾，理气止痛。

方药：四合汤加减。

处方：木香5 g，砂仁5 g，柴胡15 g，炒白芍20 g，枳壳10 g，丹参20 g，炙甘草10 g，太子参15 g，黄连10 g，蒲公英15 g，干姜10 g，炒白术10 g，吴茱萸5 g，醋香附10 g，高良姜5 g。5剂，水煎服，每日1剂，分2次口服。

二诊（2019年12月1日）：服药后，诸症均减，尤其胃脘胀痛减轻明显，大便成形，每日1次。脉沉细，舌淡红，苔薄白。继续上方，每日1剂，水煎服，共7剂。疾病痊愈。

【按语】该患者为中年患者，素有脾胃虚寒，情志不畅，肝失疏泄，肝气郁结，横逆犯胃，中焦气机阻滞，升降失常，胃失和降而发病。病程3个月，气滞则血瘀，故见舌暗。予以自拟四合汤，疏肝温脾、理气止痛。加蒲、黄者，活血化瘀，方证相符，故收佳效。慢性胃炎属中医

"胃脘痛"的范畴，其病在胃，与肝、脾相关。中医认为：脾、胃为后天之本，气血生化之源，同居中焦，均属土，但胃为阳土，主受纳、腐熟，以通为用，得阴自安；脾为阴土，主运化升清，以健为和，得阳始运。脾胃功能的正常发挥，有赖于肝木的疏泄与调节。王老认为：胃脘痛多本虚标实之证，本虚以脾气虚、脾阳虚、胃阴虚为多见；标实则气滞、血瘀、食阻、热郁、寒侵、水停等均可见到且多相兼为病。故其临床针对复杂病机，善用小方、合方，四合汤由四逆散、理中汤、左金丸、良附丸四方相合而成，其主要为脾阳素虚、肝气犯胃而设，临床用之多验。

病案三

胃脘痛病（肝胃郁热）

患者杨某，女，47岁。

初诊（2019年5月13日）：因"胃脘部胀痛，纳差40天，加重伴胸骨后疼痛3天"来院。患者于40天前因进食不慎后开始出现胃脘胀痛不适，胃纳差，泛酸，口干，乏力，无腹痛腹泻，无呕血及黑便，无发热寒战，在张川县医院住院治疗，诊断为"肠梗阻"，经保守对症治疗，病情有所好转出院。3天前无明显诱因上症加重，并伴有胸骨后烧灼样疼痛不适，进食水时疼痛明显，自服"奥美拉唑肠溶胶囊"等药物治疗，无明显效果，患者家属为求中医治疗遂来我院门诊就诊。今行电子胃镜检查：1.糜烂性胃炎；2.反流性食管炎。刻下症见胃脘部胀痛，胸骨后烧灼样疼痛，泛酸，纳差，口干口苦，乏力，夜眠差，二便调。舌质红，苔薄黄，脉弦细。

西医诊断：糜烂性胃炎。

中医诊断：胃脘痛（肝胃郁热）。

治法：疏肝和胃，清热利湿。

方药：四逆散加味。

处方：柴胡10 g，枳实10 g，炒白芍15 g，甘草5 g，醋香附10 g，元胡索10 g，川楝子10 g，陈皮10 g，法半夏10 g，茯苓10 g，蒲公英15 g，全瓜蒌20g，生姜5g，黄芩10g，浙贝10g，瓦楞子10g，海螵蛸10g，牡丹皮15g，连翘10g，栀子10g，生甘草5g。5剂，每日1剂，水煎早、晚分2次口服。

二诊（2019年5月20日）：患者服用上药后症状有所缓解，但胃脘部胀痛不适，胸骨后也有疼痛，呈烧灼样，泛酸，纳差，并伴有口干口苦。舌红，苔薄黄，脉弦细。辩证乃肝郁脾虚夹湿热之象，故在上方中加用黄连10g、吴茱萸5g、煅牡蛎10g、败酱草10g以清热燥湿为法。7剂，每日1剂，水煎早、晚分2次口服。

三诊（2019年6月2日）：诸症皆失，复查胃镜未见糜烂、溃疡等，嘱清淡饮食。

【按语】 本病乃肝胃郁热所致胃脘痛，其症见：口苦、口干或口酸，胃脘灼痛，痛势急迫，泛酸嘈杂，或烦躁易怒，舌红，苔黄，脉弦或弦数。治疗上宜以疏肝泄热、和胃止痛为法。方以四逆散合清胃散加减。主药以柴胡、枳实、炒白芍、甘草、牡丹皮、川黄连、黄芩、连翘等清肝泄热之品为主，并佐以疏肝理气之品，如元胡索、川楝子、醋香附等。烧心、泛酸嘈杂者加少量吴茱萸与黄连伍用，成左金之意，以清肝散郁，泄肝止酸，或再加煅牡蛎、败酱草等制酸药。该型用药应注意两点：一是疏肝理气之品"忌刚用柔"，防香燥伤阴；二是清热利湿所用苦寒之品不可过量，要谨防苦寒败胃和伤及脾阳。

病案四

胃脘痛病（肝气犯胃）

患者杨某，男，75岁。

初诊（2019年6月13日）：因"胃脘胀痛不适半年"来院。患者半年前因受凉感冒服用"复方酚烷胺片"后出现胃脘胀闷疼痛，两胁疼痛，嗳气频作，每因情志波动症状加重，并伴大便不畅。随在清水县医院查电子胃镜示：糜烂性胃炎。并给予输液治疗，症状缓解。经上治疗患者病情缓解不明显，为求中医治疗，故来求王老。今症见上腹部胀痛不适，食多则加重，无恶心、呕吐、口干、口苦、纳差。舌苔薄白，脉弦滑。

西医诊断：糜烂性胃炎。

中医诊断：胃脘痛（肝气犯胃）。

治法：疏肝和胃，健脾益气。

方药：柴胡疏肝散加减。

处方：柴胡10 g，炒白芍15 g，枳壳10 g，川芎10 g，香附10 g，陈皮10 g，元胡索10 g，川楝子10 g，佛手10 g，郁金10 g，法半夏10 g，太子参15 g，麸炒白术10 g，茯苓10 g，当归10 g，甘草5 g。5剂，每日1剂，水煎服，早、晚分2次服。

二诊（2019年6月19日）：患者服用上药后，胃脘胀痛减轻，大便已畅，口苦、口渴基本缓解。前方有效，原方续服5剂。

三诊（2019年6月25日）：患者服用上药后，诸症明显缓解，为巩固治疗，前方10剂继续服用。1个月后，复查胃镜未见糜烂、溃疡，嘱清淡饮食，后随访14天未见复发。

【按语】本病乃肝气犯胃所致胃脘痛病，其证候为胃脘胀闷，脘痛连胁，攻撑作痛，每因情志因素痛作或加重，嗳气频作，或伴大便不畅，舌苔薄白或薄黄，脉沉弦或弦滑。治疗上宜以疏肝理气、和胃降逆为法，方选柴胡疏肝散加减。泛酸者加左金丸、煅牡蛎以泄肝止酸；情志抑郁者加百合乌药汤、合欢皮之类；疼痛者加元胡索、川楝子等。王老提醒，该型治疗除疏肝理气外，还应注意两点：一是养肝柔肝，肝阴得养，肝体得柔，肝阳得平，肝木不克脾土，肝脾得调，肝胃得和；二是见肝之病，知肝传脾，当先实脾，故应扶脾和胃。

病案五

胃脘痛病（肝胃郁热）

患者陈某，男，46岁。

初诊（2019年8月6日）：因"上腹部胀痛不适1个月余"来院。患者于1个月前因生气后出现胃脘部胀痛不适，并逐渐加重，未行特殊诊治。为中医治疗，慕名来王老处求治。今症见胃脘部疼痛，有灼热感，纳差，乏力，口干，口苦，口渴而不欲饮，小便色黄，大便干。舌红，苔黄腻，脉滑数。予查血常规：WBC $7.3×10^9$/L，RBC $4.7×10^{12}$/L，HGB 117 g/L，PLT $228×10^9$/L，L 24.1%，N 73.48%；行电子胃镜示：十二指肠球部溃疡；慢性浅表萎缩性胃炎伴糜烂；贲门炎。

西医诊断：十二指肠球部溃疡。

中医诊断：胃脘痛（肝胃郁热）。

治法：清化湿热，疏肝和胃。

方药：化肝煎加减。

处方：柴胡10 g，炒白芍15 g，牡丹皮10 g，焦栀子10 g，黄连10 g，蒲公英15 g，陈皮10 g，青皮20 g，泽泻10 g，浙贝母10 g，海螵蛸10 g，白芨10 g，煅瓦楞子20 g，醋香附10 g，枳实10 g，元胡索10 g，川楝子10 g，生甘草6 g。5剂，每日1剂，水煎服，早、晚分2次温服。

二诊（2019年8月13日）：患者服用上药后，胃脘部胀痛不适较前明显减轻，口干、口苦基本消失，但仍感乏力、纳差，小便色微黄。考虑脾气受损，故在前方基础上加厚朴10 g以行脾运脾。7剂，每日1剂，水煎服，早、晚分2次温服。

三诊（2019年8月22日）：患者服用上药后，精神状况明显好转，胃脘部胀痛基本消失，食纳增加，小便色微黄，大便正常。故前方基础上去元胡索、川楝子、香附、青皮等行气药物，继续给予7剂，每日1剂，水煎服，早、晚分2次温服。

四诊（2019年9月1日）：患者服上药后，精神状况尚可，胃脘部无明显不适，纳食尚可，大、小便正常。为巩固疗效，继服上方7剂，每日1剂，水煎服，早、晚分2次温服。

五诊（2019年9月4日）：患者服上药后，胃脘部胀痛等症状未再发作，食纳及精神状况可，大、小便正常。上方加建曲10 g、生山楂15 g、炒白术15 g、砂仁10 g，混合研末冲服，每次6 g，每天3次，连服3个月。

六诊（2019年11月5日）：服上药后胃脘部无不适，无明显口干口苦，食纳及精神状况正常，二便调畅。复查胃镜：十二指肠球部未见异常。

【按语】本病也是一例因肝胃郁热所致胃脘痛病。中医理论认为：胃为阳土，喜润恶燥，为五脏六腑之大腑。胃主受纳，腐熟水谷，其气以和降为顺，不宜郁滞。胃痛病的病变部位虽然在胃，但其发病与肝、脾的关系极为密切。胃属土，喜濡润而主受纳；肝属木，为刚脏，性喜条达而主疏泄。肝、胃之间的关系是木土相克的关系。若忧思恼怒，气郁伤肝，肝气横逆，势必客脾犯胃，致气机阻滞，胃失和降，不通而为痛。肝气久郁，即可出现化火伤阴，又能导致瘀血内结，病情至此，从而会导致胃痛加重，且每每缠绵难愈。而脾与胃同居中焦，以膜相连，一脏一腑，一升一降，互为表里，共主升降，主一身之气机，故脾脏生病多涉及胃腑，胃病亦可及脾。或者脾阳不足，则寒自内生，胃失温养，致虚寒胃痛。或者禀赋不足，后天失养，或饥饱失常，劳倦过度，以及久病正虚不复等，均能引起脾气虚弱，运化失司，气机阻滞而为胃痛。或者阳虚无力，血行不畅，涩而成瘀，可致血瘀胃痛。或者脾润不及，或胃燥太过，胃失濡养，或阴虚不荣，脉失濡养，致阴虚胃痛。本证的十二指肠球部溃疡辨证为肝胃郁热，所以肝胃郁热是本证的病理基础。治当清化湿热，疏肝和胃，方选化肝煎加减。

病案六

胃脘痛病（脾胃虚弱）

患者李某，女，58岁。

初诊（2019年10月28日）：因"上腹胀满疼痛不适1个月"来院。患者诉近1个月来腹部胀满不适，腹痛，食后加重，面色萎黄，形体瘦弱，神疲乏力，纳食欠佳，大便稀溏，夹有不消化食物残渣，色淡无臭味。为此曾在当地某医院行胃镜检查，诊断为"慢性浅表性胃炎"，给予抑酸、促胃肠动力等治疗，后上症未见明显改善，故来我院就诊。舌质淡，苔薄，脉细弱。

西医诊断：慢性胃炎。

中医诊断：胃脘痛（脾胃虚弱）。

治法：益气健脾。

方药：六君子汤加味。

处方：木香5 g，砂仁5 g，太子参15 g，茯苓10 g，炒白术10 g，陈皮10 g，法半夏10 g，高良姜5 g，醋香附10 g，黄连10 g，蒲公英15 g，炒山药15 g，大腹皮30 g，槟榔10 g，鸡内金15 g，吴茱萸5 g，枳实10 g，炙甘草6 g。7剂，每日1剂，水煎早、晚分2次温服。

二诊（2019年11月6日）：患者服上药后，胃脘部胀满较前减轻，腹痛也有减轻，仍觉神疲乏力，纳差。考虑患者脾虚不运，故在上方基础上加厚朴10 g以运脾。5剂，每日1剂，水煎早、晚分2次温服。

三诊（2019年11月12日）：患者服上药后，胃脘部胀满消失，腹痛消失，食纳增加，精神状况好转，小便正常，大便仍溏薄。考虑患者脾虚湿盛，故在前方基础上加白扁豆10 g、炒薏苡仁20 g以健脾渗湿以实大便。5剂，每日1剂，水煎早、晚分2次温服。

四诊（2019年11月18日）：患者服上药后，在胃脘部胀满、疼痛等症状消失的基础上，食纳基本恢复正常，神疲乏力也明显较前改善，二便正常。上方服之有效，为巩固治疗，继服上方5剂，每日1剂，水煎早、晚分2次温服。

五诊（2019年11月26日）：患者诸症基本消失，复查胃镜未见异常。为巩固疗效，继以香砂六君子丸，每次10丸，每日3次。

【按语】本病乃由脾胃气虚、运化乏力所致的胃脘痛病，宜以健脾益气为主治疗。由于脾胃为后天之本、气血生化之源，所以脾胃气虚，受纳与健运不力，则导致饮食减少；脾胃虚弱，水湿运化不力，则湿浊内生，气机阻滞，脾胃运化不利，升降失职，清浊不分，故大便溏薄；又因脾主肌肉，脾气亏虚，则四肢肌肉无所禀受，故四肢乏力；脾胃虚弱，后天失养，气血生化不足，不能上荣于面，故见面色萎白；再有土生金，脾为肺之母，脾胃不足，则肺气先绝，故见气短、语声低微。正如《医方考》中所云："夫面色萎白，则望之而知其气虚矣；言语轻微，则闻之而知其气虚矣；四肢无力，则问之而知其气虚矣；脉来虚弱，则切之而知其气虚矣。"所以我们治疗投方以六君子汤加减，其方中以党参为君，能甘温益气，健脾养胃；以苦温之药白术为臣，能健脾燥湿，加强益气助运之力；以甘淡之药茯苓为佐，能健脾渗湿；茯苓与白术相配，则健脾祛湿之功益著。以炙甘草为使，能够益气和中，调和诸药，再加以陈皮、半夏加强温中行气的力量。诸药配伍，共奏益气健脾之功。本病例初发时病因一般比较单一，其病机也单纯表现为实证；时间久了则出现兼有脾胃虚弱之证，但往往形成虚实夹杂、虚实并重之证。

病案七

胃脘痛（脾阳虚，水湿不化）

患者梁某，女，46岁。

初诊（2019年7月25日）：因"恶心、呕吐清水1年"来院。患者1年前因饮食不慎出现胃脘部疼痛、泛酸、恶心等症状，曾就诊于当地医院，行钡餐透视提示：慢性胃炎。予"胃得宁"口服后，胃痛、泛酸好转，但每天晨起仍有恶心、呕吐清水，曾多方医治无效，故慕名来王老处就诊。刻下症见：晨起恶心，泛吐清水，并伴有头晕，乏力，口干不欲饮水，胃纳欠佳，胃脘不适，喜温喜按，喜热食，胃中有振水音。舌质淡胖，苔薄白，脉弦细。

西医诊断：慢性胃炎。

中医诊断：胃脘痛（脾阳虚，水湿不化）。

治法：健脾渗湿，温阳化水。

方药：苓桂术甘汤。

处方：太子参15g，茯苓15g，炒白术10g，砂仁5g，木香5g，醋香附10g，高良姜5g，建曲10g，炒麦芽10g，焦山楂10g，桂枝10g，甘草5g，生黄芪15g，姜半夏10g。5剂，每日1剂，水煎服早、晚分2次服。

二诊（2019年8月2日）：服用上药后，诸症愈，此后胃脘凉感明显减轻，为巩固治疗，建议患者再坚持服用"良附丸"治疗2周。患者再未来就诊。

【按语】苓桂术甘汤为《金匮要略》中治疗痰饮的经典方，"恶心、头晕、胃中有振水音、泛吐清痰涎"为其辨证要点，王老喜用此方为患者治病，均获得了良好疗效。梅尼尔氏综合征患者亦以头晕、恶心、呕吐为主症，后用苓桂术甘汤加减治疗数十例，效果良好。可见运用经方，只要辨证准确，有出奇的疗效。

病案八

胃脘痛病（肝火犯胃，胃络损伤）

患者陶某，男，63岁。

初诊（2019年5月18日）：因"胃脘疼痛，呕吐酸水夹杂咖啡色物4天"来院。4天前因进食"火锅"后出现胃脘疼痛，呕吐酸水，夹杂咖啡色物。不思饮食，心烦口苦。且大便秘结，已4日未解，患者故来我院就诊。舌红，苔黄厚而腻，脉弦滑而大。今行电子胃镜示：糜烂性胃炎并出血。

西医诊断：糜烂性胃炎并出血。

中医诊断：胃脘痛（肝火犯胃，胃络损伤）。

治法：和解少阳，内泻热结。

方药：大柴胡汤加减。

处方：柴胡10 g，黄芩10 g，半夏10 g，生姜10 g，大黄6 g，枳实10 g，炒白芍10 g，大枣4枚，黄连10 g，蒲公英15 g，旋覆花10 g，代赭石10 g，瓜蒌15 g，生甘草5 g，元胡索10 g，川楝子10 g。3剂，每日1剂，水煎服，早、晚分2次服。

二诊（2019年5月23日）：患者服用上药后，大便泻下黑色与黏白之物，胃痛骤减，呕吐亦止。"急则治其标，缓则治其本"，由于患者发病后胃阴损伤较重，故改用益胃汤加减，方药如下：沙参15 g，麦冬10 g，当归10 g，玉竹10 g，天花粉10 g，五味子10 g，太子参15 g，麸炒白术10 g，茯苓15 g，建曲10 g，炒麦芽10 g，焦山楂10 g，生甘草5 g。5剂，每日1剂，水煎服，早、晚分2次服。

【按语】此例为肝火犯胃，胃络损伤所致胃脘痛。治疗宜以和解少阳、内泻热结为法。王老选用大柴胡汤加减治疗。大柴胡汤为仲景群方中开郁泻火之第一方，由小柴胡汤去人参、甘草加大黄、枳实、芍药而成。方中大黄配枳实，已具承气汤的功效，可以泻阳明实热；方中芍药配大黄，酸苦涌泻为阴，又能于土中伐木，平肝胆之火逆；方中枳实配芍药，为枳实芍药散，能破气和血。此方最妙之处在于重用生姜，大柴胡汤既能开肝胆之郁，又能下阳明之实，既治气分，又调血分。因此，本方常用来治疗临床上属于气血凝滞不利、肝胆胃肠不和的多种急腹症及一些其他消化道病变，如溃疡病穿孔、急性胆囊炎、急性胰腺炎、胆石症、急性阑尾炎或慢性阑尾炎急性发作等，只要脉证相符，功效卓著。临床经验证明，凡属气火交郁的实性病变，其腹胀或腹痛往往都比较急迫剧烈，此时就可用大柴胡汤治疗，尤其是疼痛偏于胁腹两侧者，均可取得良好效果。《素问·举痛论篇》中有云："寒气客于肠胃之间，膜原之下，血不得散，小络急引，故痛。"寒属阴邪，其性凝滞收引，寒邪客胃，胃脘必痛。胃脘上部以口与外界相通，外界空气寒冷，寒邪由口吸入，或脘腹受凉，寒邪直中，内客于胃，或服药苦寒太过，或过食生冷食物，寒食伤中，致使寒凝气滞，胃气失和，胃气阻滞，不通则痛。

病案九

胃脘痛病（脾胃虚寒）

患者孙某，男，63岁。

初诊（2019年5月18日）：因"胃脘部隐痛不适，纳差5年"来院。患者予5年前因饮食不节出现胃脘部空虚隐痛不适，有食欲但不能多食，进食后胃脘痛疼痛可缓解，则出现脘腹胀满不适，上症时轻时重，喜温喜按，每因受凉或进食不慎多有加重，形寒肢冷，大便稀溏，不时出现脱肛现象。在当地医院反复住院治疗，效果均不明显，经人介绍，今来王老处求治。今见上症均有，且脱肛明显，舌质淡，苔薄白，脉沉而迟缓。上消化道钡餐透视示：胃下垂。

西医诊断：胃下垂，脱肛。

中医诊断：胃脘痛病（脾胃虚寒）。

治法：补益温中。

方药：良附丸合参苓白术散加减。

处方：高良姜10g，醋香附10g，炒白芍15g，乌药10g，建曲10g，炒麦芽15g，焦山楂10g，炒山药20g，大腹皮30g，人参10g，炒白术10g，柴胡5g，升麻10g，当归10g，生黄芪100g，白扁豆10g，砂仁5g，木香5g，清半夏10g，陈皮10g。7剂，每日1剂，水煎早、晚分2次口服。

二诊（2019年5月26日）：患者服用上药后，胃脘部疼痛稍有缓解，进食后脘腹胀满感也有所减轻，其余症状大致同前，苔、脉同前。感上方消食导滞力量稍弱，故在前方基础上加鸡内金10g、炒谷芽10g。7剂，每日1剂，水煎早、晚分2次口服。

三诊（2019年6月4日）：患者服用上药后，感觉腹部较前温暖，胃脘部疼痛较前减轻，纳食较前好转，大便趋向正常。舌质淡，苔薄白，脉虽细已不沉。患者目前阳气渐振，虚寒大减，但是脱肛仍存，考虑为中气下陷不能固脱，继续予补中益气汤方以升阳举陷治疗。

处方：生黄芪100g，党参15g，炒白术10g，柴胡5g，升麻5g，砂仁5g，高良姜10g，乌药10g，炒山药20g，佛手片10g，鸡内金10g，炒白芍15g，陈皮10g，炒谷芽10g。15剂，每日1剂，水煎早、晚分2次口服。

【按语】本病为脾胃虚寒所致胃脘痛病症，治疗以温中健脾为法。患者胃病数年失治，脾阳衰微，中焦虚寒，健运失权，肢冷泄泻，中气下陷，升举无力，纳呆脱肛，中阳不温，寒凝气滞，故见脘腹作痛，得热则减。舌质淡，脉沉迟缓，所有的症状均表现为一派虚寒之象。正如《素问·至真要大论》中所云："劳者温之""损者益之""寒者热之"和"形不足者补之以气"。患者前二诊用参苓白术散与良附丸综合为方，重在温中健脾；后予补中益气汤振奋中气，升提固脱，以彻病根。

病案十

胃脘痛病（血瘀胃伤）

患者吕某，男，55岁。

初诊（2019年5月16日）：因"胃脘部疼痛反复11年，加重5天"来院。患者11年前因进食不慎出现胃脘部疼痛，此后每因情志波动或饮酒或进食辛辣刺激饮食而疼痛发作。此次5天前进食不慎上症发作，呈刺痛，痛有定处，胀痛拒按，并伴有恶心呕吐，不思纳食，口干口苦，大便溏薄色黑。舌红，苔薄黄，舌边瘀点，脉弦细欠流畅。行电子胃镜示：胃窦多发溃疡。

西医诊断：胃溃疡。

中医诊断：胃脘痛病（血瘀胃伤）。

治法：行气祛瘀，清热和中止痛。

方药：柴胡疏肝散合黄连温胆汤加减。

处方：柴胡10 g，炒白芍15 g，炒枳壳10 g，醋香附10 g，川芎10 g，陈皮10 g，丹参15 g，五灵脂10 g，炒蒲黄10 g，当归10 g，砂仁5 g，茯苓15 g，黄连5 g，竹茹10 g，清半夏10 g，元胡10 g，川楝子10 g，生甘草5 g。5剂，每日1剂，水煎服，早、晚分2次服。

二诊（2019年5月22日）：患者服用上药后，胃脘部胀痛感较前减轻，食欲增加，有了饥饿感，大便转变为黄色软便，胀满仍较甚。考虑患者服药后中焦气机得以运化，积瘀开始消散，前方服用有效，故在前方基础上去砂仁、川楝子，加佛手片10 g以行气消胀。5剂，每日1剂，水煎服，早、晚分2次服。

三诊（2019年6月1日）：患者服用上药后，胃脘部疼痛及恶心均明显减轻，胀满减轻，大便正常，胃中嘈杂，苔薄白，脉弦细平和，舌边瘀点减少。考虑患者瘀血已去十之八九，病呈慢性溃疡，胃中嘈杂，仍有寒热错杂，故在前方基础上去温胆汤，再加左金丸。5剂，每日1剂，水煎服，早、晚分2次服。

【按语】此病例乃血瘀伤胃所致胃脘痛，治疗以行气祛瘀、清热和中止痛为法。足阳明胃属于戊土，其性属阳，乃多气多血之腑。若肝郁气滞，肝火犯胃，或嗜酒伤胃，致使气血淤阻，气滞于上则胃痛呕恶，败血走于下则便黑如漆。根据血随气行、气滞则血瘀的规律，脉证合参。治疗上重在调气行血，佐以清热。本例治疗中没有使用止血药物，而通过调气行血之法达到气行血行、瘀去血畅、出血自止、诸症消除的目的。

第十五节　痞满病

病案一

痞满病（脾胃气虚，痰阻气滞）

患者李某，男，18岁。

初诊（2019年10月2日）：因"腹胀纳差1年，加重1个月"来院。患者于1年余前，无明显诱因出现腹胀，纳差，行胃镜检查示：慢性浅表性胃炎，口服中药汤剂治疗病情好转。此后症状反复发作，未系统治疗。近1个月腹胀、疲乏、纳差加重，伴头晕、气短、懒言、便溏、食欲减退、泛酸、精神倦怠。体格检查：血压、脉搏、呼吸均正常，心、肺无明显阳性体征。腹平软，肝、脾肋下未及，中上腹有轻压痛，双下肢无水肿。舌质淡红，苔薄白，脉沉细。辅助检查：^{14}C呼气试验：504（++）；电子胃镜：慢性浅表性胃炎。

西医诊断：慢性胃炎。

中医诊断：痞满病（脾胃气虚，痰阻气滞）。

治法：益气健脾，行气化痰。

方药：香砂六君子汤加减。

处方：木香5g，砂仁5g，党参15g，茯苓15g，炒白术10g，高良姜5g，醋香附10g，陈皮10g，清半夏10g，建曲10g，焦山楂10g，炒麦芽10g，黄连10g，蒲公英15g，五味子10g，鸡内金10g，海螵蛸10g，浙贝母10 g，炙甘草10 g。5剂，每日1剂，水煎早、晚分2次服用。

二诊（2019年10月7日）：患者服药后症状减轻，泛酸较前减轻，食欲好转，睡眠可，大便正常。但仍时有胃灼热感，前方服之有效，在前方中加煅瓦楞子20 g。10剂，每日1剂，水煎早、晚分2次服用。

三诊（2019年10月22日）：患者服药后胃脘部疼痛减轻，嘈杂、返酸减轻，食纳尚可，睡眠尚可，二便正常。因与家人吵架后出现两胁下串痛，舌淡苔薄白，脉滑。考虑患者乃肝气犯胃所致，故在原方基础上加元胡10 g、川楝子10 g理气以止痛，瓦楞子10 g化痰以制酸。7剂，每日1剂，水煎早、晚分2次服用。

四诊（2019年10月30日）：患者服药后诸症基本消除，纳食可，二便调，无特别不适，复查胃镜示"浅表性胃炎"。予香砂养胃丸继服以巩固疗效。

【按语】本例是脾胃气虚、痰阻气滞所致痞满病。治疗宜以益气健脾、行气化痰为法。香砂六君子汤出自《古今名医方论》，在该书中，组成为：党参、白术、茯苓、炙甘草、陈皮、半夏、木香、砂仁，具有益气健脾、行气化痰之功效。而在《口齿类要》中亦有香砂六君子汤药的记载，其组成为：人参、白术、茯苓、半夏、陈皮、藿香、甘草、砂仁（炒）。本方主治脾胃虚寒所致恶心呕吐，食欲不振，或口舌生疮。本例患者证属脾胃气虚，痰阻气滞。肝之病，易传至脾，法当健脾扶土抑木，采用《口齿类要》中香砂六君子汤方益气健脾、行气化痰，使脾气健旺，继之佐以疏肝理脾，用药层次清晰，因果关系明确，如兵家之用兵，经历防守、反击、歼灭的一系列过程，培补正气，去除邪气。同时，在治疗的过程中，对于幽门螺杆菌感染，采用西药的四联疗法给予清除。香砂六君子汤在其他中医古籍也多有记载，如《医方简义》中提到："子烦者，若气虚而胃不和者，亦有虚烦也，香砂六君子汤治之。"《景岳全书》记载："欲呕作呕，胃气虚也，补胃为主，或用香砂六君子汤。"在临床实践中灵活运用本方，治疗凡是消化系统疾病如各种胃炎、消化道溃疡、十二指肠炎、消化不良以及治疗消化道肿瘤晚期其证属于证属脾胃气虚、痰阻气滞者均可酌情使用，疗效肯定。现代药理实验学研究结果表明，香砂六君子汤具有调节胃肠动力功能（能够缓解胃肠道平滑肌痉挛和促胃肠运动的双向调节功能），同时具有抗消化道黏膜炎症、抗消化道溃疡、止泻、促消化、抗抑郁等作用。

病案二

痞满病（肝郁气滞，脾胃虚弱）

患者赵某，女，52岁。

初诊（2019年3月12日）：因"胃脘胀满不适半年"来院。患者半年前因琐事生气后出现脘腹胀满不适，痞塞满闷，胸胁胀满，心烦易怒，泛酸嗳气，上症得嗳气后可稍有缓解，食后及生气时多有加重，纳少，夜眠不佳，二便调。在当地医院反复口服西药治疗，效果均不理想，今慕名来王老处求治。舌质淡红，苔薄白，脉弦细。

西医诊断：慢性胃炎。

中医诊断：痞满病（肝郁气滞，脾胃虚弱）。

治法：疏肝健脾，理气消痞。

方药：四逆散合越鞠丸加减。

处方：党参10 g，柴胡10 g，枳壳10 g，木香5 g，砂仁5 g，醋香附10 g，莱菔子15 g，炒苍术15 g，厚朴10 g，法半夏10 g，茯苓15 g，黄连10 g，蒲公英15 g，炒谷芽15 g，炒麦芽15 g，建曲10 g，焦山楂10 g，炙甘草5 g。5剂，每日1剂，水煎早、晚分2次服用。

二诊（2019年3月18日）：患者服上药后，胸胁胀满明显减轻，纳食增加，仍感脘腹胀满不适，痞塞满闷，舌质淡红，苔薄白，脉弦细。前方有效，在前方基础上加熟大黄10 g、炒白芍20 g以清热通便。5剂，每日1剂，水煎早、晚分2次服用。

【按语】本例乃因肝郁气滞、脾胃虚弱所致痞满病。该患者发病前因小事而生气，可见本有肝气不疏之基，又因生气致肝气郁结，中焦气机失畅，横逆而犯胃，久则致使脾胃虚弱，故见脘腹胀满不舒，痞塞满闷，胸胁胀满，心烦易怒，泛酸嗳气，上症得嗳气后可稍有缓解，食后及生气时多有加重。胸胁为肝经之所循行，肝气郁滞，经脉不利，则见胸胁胀满。肝喜调达而恶抑郁，故痞满随情志而变化。舌质淡红、苔薄白、脉弦为肝气郁滞之象，脉细为脾胃虚弱之象。以四逆散合越鞠丸加减，方中用党参以补气健脾，用柴胡、香附、枳壳、半夏、厚朴以疏肝理气，用白芍以活血解郁，用苍术、茯苓、莱菔子、谷芽、麦芽以燥湿健脾、消食除积，用黄连以泻火解郁。全方共奏疏肝解郁、理气消痞之效，并嘱调情志，饮食调理，方收全效。

病案三

痞满病（脾虚、气滞、湿阻）

患者王某，女，39岁。

初诊（2019年4月18日）：因"反复胃胀、纳差2年"来院。患者2年前无明显诱因出现胃脘胀满不适、纳差、嗳气，曾就诊于某医院，电子胃镜示：慢性萎缩性胃炎。予果胶铋、多潘立酮、谷维素等药治疗，效果时好时差。患者为中西医结合治疗，遂来就诊。刻下症见胃脘胀满不适，纳差，嗳气，气短，乏力，面色萎黄，喜热食。舌淡红，苔白腻，脉细弱。

西医诊断：慢性萎缩性胃炎。

中医诊断：痞满病（脾虚、气滞、湿阻）。

治法：益气健脾，行气化湿。

方药：香砂养胃汤加减。

处方：木香5 g，砂仁5 g，太子参15 g，茯苓15 g，炒白术15 g，陈皮10 g，姜半夏10 g，炙甘草10 g，炒苍术15 g，厚朴10 g，建曲10 g，炒麦芽10 g，焦山楂10 g，高良姜5 g，醋香附10 g，莱菔子15 g。5剂，水煎服，每日1剂，水煎早、晚分2次服用。

二诊（2019年4月25日）：患者服上药后，嗳气基本消失，胃脘胀满不适有所减轻，但仍乏力、纳差，前方服之有效，故在上方加生黄芪15 g以益气、鸡内金10 g以消食导滞。5剂，每日1剂，水煎早、晚分2次服用。

三诊（2019年5月5日）：患者服上药后，胃脘胀满不适好转，食量增加。前方服之有效，效不更方，5剂，共研细末，9 g/次，2次/日。服药后诸症皆消。

【按语】本例为脾虚、气滞、湿阻所致痞满病。慢性萎缩性胃炎属自身免疫性疾病，西医学认为，胃黏膜萎缩后不可恢复，但临床上，通过中医辨证治疗，有许多患者可以康复。其病因主要为饮食、劳倦、情志所伤及外邪等，其根本病机为虚实夹杂，虚为脾胃虚弱，实为气滞血瘀、湿热阻滞、肝气郁结，病位在胃，涉及脾、肝、肾，在治疗上主要采取以下五种方法：①辨证分型治疗；②辨证与辨病相结合治疗；③基础方加减治疗；④固定方治疗；⑤中成药治疗。大量研究结果表明中医药在治疗上已显示出独特的优势。通过大量临床实践，参考现代文献研究进展，发现本病基本病机为虚实夹杂，本虚标实，本虚以气阴两虚为主，标实涉及气滞、血瘀、湿热等，但瘀热阻络贯穿本病始末。

病案四

痞满病（阴亏血瘀）

患者李某，女，55岁。

初诊（2019年8月20日）：因"胃脘部疼痛不适，纳差5年"来院，患者工人，5年前因终日忙于操作，班次时常调换，饮食当无时律，出现胃脘部隐隐作痛，时如针刺，烧灼不舒，口干涩，心烦，纳呆，大便干燥，曾反复就诊于当地医院，口服三九胃泰、胃必治等药物治疗，病情时轻时重。经人介绍，故今来我院就诊。舌质红，无苔，脉沉细微涩。

西医诊断：慢性萎缩性胃炎。

中医诊断：痞满病（阴亏血瘀）。

治法：养阴清热，祛瘀润通。

方药：益胃汤加减。

处方：北沙参15 g，麦冬10 g，玉竹10 g，天花粉15 g，当归15 g，白芍15 g，赤芍15 g，黄连10 g，竹茹10 g，丹参15 g，元胡10 g，鸡内金10 g，桔梗10 g，瓜蒌15 g，郁李仁10 g，桃仁10 g，杏仁10 g，炒枳

实10 g、陈皮10 g。7剂，每日1剂，水煎早、晚分2次服用。

二诊（2019年9月1日）：患者服上药后，解大便每日1次，仍量少不畅，胃痛有所缓解，口干如食涩柿。舌质红少苔，脉沉细。考虑患者肠液亏虚，故在原方基础上去枳实、陈皮，加炒枣仁15 g、天花粉20 g以生津润肠通便。7剂，每日1剂，水煎早、晚分2次服用。

三诊（2019年9月10日）：患者服上药后，胃脘部疼痛基本消失，口干涩感明显减轻，口中润泽，腑气通顺，现唯有饭后作胀。舌薄白，质嫩红，脉象沉细缓和。综合分析，患者胃阴渐复，纳化功能仍欠佳。故在前方基础上加炒谷芽、炒麦芽各10 g。7剂，每日1剂，水煎早、晚分2次服用，以巩固疗效。

【按语】本例为阴亏血瘀所致痞满病，治疗宜养阴清热，祛瘀润通。李东垣曾有云："内伤脾胃，百病由生。"缘于寒温失宜，饮食无度，胃阴大亏，郁热反作，倍加耗津伤液，阴虚挟瘀，胃肠运度减缓，诸证由生。该病所处方中用沙参、当归、白芍养阴益胃；用黄连、竹茹清热除烦；用枳实、鸡内金、元胡、陈皮行气化滞止痛。肺与大肠相表里，凡便秘者，以桔梗配瓜蒌，辛开苦降，宣上通下。郁李仁、枣仁润肠安神；取丹参养血活血行瘀而不伤正，使阴复血畅。其病因主要为饮食、劳倦、情志所伤及外邪等，其根本病机为虚实夹杂，虚为脾胃虚弱，实为气滞血瘀、湿热阻滞、肝气郁结，病位在胃，涉及脾、肝、肾。通过大量临床实践，参考现代文献研究进展，发现本病基本病机为虚实夹杂，本虚标实，本虚以气阴两虚为主，标实涉及气滞、血瘀、湿热等，但瘀热阻络贯穿本病始末。大量研究表明，治疗气阴两虚以活血化瘀为主的方剂具有较好效果。

第十六节　鼓胀病

病案一

鼓胀病（肝脾血瘀）

患者王某，男，48岁。

初诊（2019年4月10日）：因"间歇性胃脘部及腹部胀满不适1年，加重1个月"来院。患者于1年前出现间歇性胃脘部及腹部胀满不适，在当地私人诊所按照"胃病"治疗，症状时轻时重。1个月前上症加重，疲乏无力，大便稀溏，尿少色黄，舌质紫黯，脉细涩。查体：肝病容，腹胀大，叩之呈鼓音，腹壁有青筋暴露，脐突。查肝功能，示ALT 450U/L，AST 215U/L；三系统示大三阳。彩超示：大量腹水，肝脏弥漫性改变。建议其住院治疗，患者拒绝住院，要求口服中药汤剂治疗。

西医诊断：肝硬化，肝腹水。

中医诊断：鼓胀病（肝脾血瘀）。

治法：活血化瘀，行气利水。

方药：调营饮加减。

处方：川芎10 g，当归10 g，猪苓15 g，元胡10 g，赤芍10 g，茯苓10 g，泽泻10 g，瞿麦10 g，大黄5 g，陈皮5 g，车前子10 g，大腹皮15 g，桑白皮10 g，白茅根30 g，莪术10 g，玉米须10 g，炙甘草5 g，蝉衣10 g，生姜5 g。7剂，水煎服，每日1剂，水煎早、晚分2次服用。另嘱：畅达心情，避免劳累。禁食烟酒、辛辣刺激及油腻食物。

二诊（2019年4月20日）：患者服上药后，病情较前缓解，腹胀减轻，尿量增加，舌质紫黯，脉细涩。前方服用有效，守方继服。10剂，水煎服，每日1剂，水煎，早、晚分2次服用。

【按语】本例为肝脾血瘀所致鼓胀病，治疗上以活血化瘀、行气利水为法。鼓胀病最早见于《黄帝内经》。正如《灵枢·水胀》记载，其症状有"腹胀，身皆大，大与肤胀等也，色苍黄，腹筋起"，又《素问·腹中论篇》记载该病的症状是"心腹满，旦食则不能暮食"，其病机是"饮食不节""气聚于腹"，并"治之以鸡矢醴"。在《金匮要略·水气病脉证并治》所论述的石水、肝水等与本病相似，如谓："肝水者，其腹大，不能自转侧，胁下腹痛"。晋代葛洪在《肘后备急方·治卒大腹水病方》中首次提出放腹水的适应证和方法："若唯腹大，下之不去，便针脐下二寸，入数分，令水出，孔合，须腹减乃止。"金元时期《丹溪心法·鼓胀》认为本病病机是脾土受伤，不能运化，清浊相混，隧道壅塞，湿热相生而成。此期在治法上有主攻与主补的不同争论，深化了鼓胀的研究。及至明清，多数医家认识到本病病变脏腑重点在脾，确立了鼓胀的病机为脾气虚弱与气血水互结的本虚标实的病理观，治法上更加灵活多样，积累了宝贵的经验，至今仍有效地指导着临床实践。本例患者证属肝脾血瘀，故方中用川芎、当归、赤芍以活血化瘀，用莪术、元胡以软坚活血；用陈皮、大腹皮以理气行滞；用茯苓、炙甘草以健脾和胃利湿；用瞿麦、猪苓、泽泻、白茅根、桑白皮、车前子、玉米须以利水渗湿，大黄清湿兼有活血之功，全方共奏活血理气、健脾利湿之功，故能明显见效。

病案二

鼓胀病（脾湿肝郁，水湿不行）

患者景某，女，33岁。

初诊（2019年5月27日）：因"乙肝病史10年，伴腹胀、乏力、纳差2个月"来院。患者有"乙肝"10年，经反复抗病毒及保肝、中药汤剂等治疗，效果均不理想。2个月前出现腹胀，乏力，纳差，尿少，下肢水肿，遂来院就诊。查腹部彩超提示：1.肝脏弥漫性病变；2.门静脉增宽；3.胆囊壁增厚；4.脾脏增厚；5.中量腹水。建议住院治疗，患者要求门诊口服中药治疗。查：脉细濡，关寸较大，舌苔白腻。

西医诊断：肝硬化，腹水。

中医诊断：鼓胀病（脾湿肝郁，水湿不行）。

治法： 健脾疏肝，清降肺胃，化瘀利水。

方药： 下气汤加减。

处方： 猪苓15 g，茯苓15 g，泽泻15 g，炒白芍15 g，牡丹皮10 g，橘红10 g，杏仁10 g，法半夏10 g，车前子10 g，郁金10 g，泽兰20 g，制鳖甲15 g，白茅根30 g，炒苍术15 g，砂仁10 g，防己10 g，黄芪15 g，蝉衣10 g，厚朴10 g，白花蛇舌草10 g。7剂，每日1剂，水煎早、晚分2次服用。

二诊（2019年6月8日）：患者服用上药后，腹水明显减轻，精神、食欲均好转。关寸较大，舌苔薄腻。考虑利水之力过猛，在前方基础上减猪苓为10 g、泽泻为10 g。7剂，每日1剂，水煎早、晚分2次服用。

三诊（2019年6月16日）：患者服用上药后，腹水已消退大半。关寸略大，舌苔白腻。急则治其标，缓则治其本，故在原方上增制鳖甲为20 g以软坚散结，加柴胡10 g以疏肝理气。7剂，每日1剂，水煎早、晚分2次服用。

四诊（2019年6月23日）：患者服用上药后，腹水基本消失，复查腹部彩超示：1.肝脏弥漫性病变；2.门静脉增宽；3.胆囊壁增厚；4.脾脏增厚（48 mm）。脉细濡，关寸较大，舌苔白腻。故在原方基础上去防己、车前子，增制鳖甲为20 g，减猪苓为10 g、泽泻为10 g、炒白芍为10 g，加柴胡10 g、丹参20 g以加强疏肝理气、软坚散结之力。7剂，每日1剂，水煎早、晚分2次服用。

五诊（2019年7月2日）：患者服用上药后，病情继续向好的方向发展。脉细濡，关寸大，舌苔白腻。故在原方基础上去猪苓、砂仁、防己、车前子等利水消胀之品，增制鳖甲为20 g、丹参20 g以软坚散结，减泽泻为10 g、炒白芍为10 g，加茯苓15 g、白蔻仁5 g、柴胡10 g以健脾利湿。10剂，每日1剂，水煎早、晚分2次服用。

【按语】 本例为脾湿肝郁、水湿不行所致鼓胀病，治疗以健脾疏肝、清降肺胃、化瘀利水为法。中医的鼓胀病包括了肝硬化合并腹水和单腹胀大如鼓之疾患。肝硬化合并腹水系肝硬化之晚期，导致此症的原因很多，不仅限于肝炎不愈，转化而成，如血吸虫病、长期的心律失常、黄疸等其他疾病经久不愈也可导致本病的发生。此症多系中气虚败，正气伤损，不能御邪，三焦气化不利，水湿内停，正虚邪实，故其见症寒热错杂，虚实兼见，层出不穷，危症迭出。发病机制本属虚寒，表属虚热。治疗此症在健脾柔肝、通利水道之中需酌加扶正之品，以使邪去而正气续复。

病案三

鼓胀病（瘀血阻滞，水液内停）

患者王某，男，51岁。

初诊（2019年4月18日）：因"反复右胁不适10年，伴腹胀、尿少4年"来院。患者10年前乙肝延误失治，演变肝硬化已4年。患者口服抗病毒药物治疗病情控制不理想。近2个月腹部胀满不适，转侧不利，尿少，下肢水肿，食欲极差，牙龈出血。观形神皆惫，面色黯黑，眼圈灰青，颜面及两上肢见有丝纹红痣。查体：肝病容，腹部膨隆，腹水征阳性，脾大质硬。舌苔薄白微腻，质紫暗。脉弦而细涩。血常规：血小板计数 $72 \times 10^9/L$，谷丙转氨酶 115 U/L，白蛋白 26 g/L，球蛋白 32 g/L。

西医诊断：肝硬化，腹水。

中医诊断：鼓胀病（瘀血阻滞，水液内停）。

治法：扶正消瘀，疏利通导。

方药：柴胡疏肝散加减。

处方：柴胡10 g，当归10 g，炒白芍15 g，猪苓15 g，生黄芪40 g，炒白术10 g，茯苓15 g，泽泻10 g，枳壳10 g，醋香附10 g，鸡内金10 g，郁金10 g，大腹皮15 g，元胡10 g，丹参15 g，泽兰10 g，路路通10 g，冬瓜皮20 g，车前子10 g，乌药10 g，菟丝子15 g，白茅根30 g，茵陈30 g，制鳖甲15 g。7剂，每日1剂，水煎早、晚分2次服用。

二诊（2019年4月24日）：患者服用上药后，尿量增多，下肢水肿减轻。夜难入眠，睡梦较多。据此分析，所用药物与病症是相投的，目前腹气始行，积水渐运，乃痼疾松动之吉兆。应当守方图治，故在前方基础上加琥珀粉4 g（冲服）以化瘀宁志。7剂，每日1剂，水煎早、晚分2次服用。

三诊（2019年5月9日）：患者服用上药后，腹水已基本消退，饮食增加，牙龈出血改善。仍食后脘胀，肋胁部不舒，久视眼花，乏力比较明显，下肢水肿午后较明显。舌苔薄白，脉弦细涩。考虑患者虽腹水消退已尽，但是病仍然未归坦途，治疗应当徐图收功。故在前方基础上改生黄芪为30 g、冬瓜皮为30 g；加党参15 g、丹参15 g、桃仁10 g、枸杞15 g、陈皮10 g以健脾益气，活血散瘀。7剂，每日1剂，水煎早、晚分2次服用。

四诊（2019年6月22日）：患者服用上药后，下肢水肿消失，睡眠改善，纳食尚可。复查血常规、肝功能均较前有所改善。舌苔薄白，质紫暗显著减轻。脉弦细略涩。前方服之有效，在上方基础上去冬瓜皮，加元胡10 g以疏肝行气。7剂，每日1剂，水煎早、晚分2次服用，以巩固疗效。

【按语】本例为瘀血阻滞、水液内停所致鼓胀病，治疗以扶正消瘀、疏利通导为法。鼓胀病亦称"单腹胀"，以腹大如鼓而名之，临证屡见不鲜。又因为脾肿大乃是常见体征，故又属"癥积"之范畴，多提示肝病后期，病势重笃，而起沉疴，颇为棘手，被历代医家视为顽疾。本病西医予隔日输入白蛋白，乃是权宜之计；常服呋塞米、螺内酯，腹水则旋消旋复，病人则精疲力竭。张洁古曾经说过："壮人无积，虚人有之。"也就是说尽管腹水盈盈，肝脾肿大，虽有形可征，其本乃源于正虚。所以在治疗中中药若用三棱、莪术、芫花、甘遂等破瘀强利，容易使正气耗损更加严重，病情发展或许越快。鼓胀病的实质是"虚""瘀"互结，治疗绝非朝夕所得。由于王老师辨证细腻，立法正确，药求平稳，4年之疾得以立起，实为慢中求快矣。

病案四

鼓胀病（痰湿夹热，水液内停）

患者何某，男，77岁。

初诊（2019年2月23日）：因"腹胀，乏力，纳差，尿少1年"来院。1年前开始出现腹胀，乏力，纳差，尿少，在天水市第一人民医院诊断为"肝硬化，肝腹水，全血细胞减少"，口服"螺内酯、呋塞米、咖啡酸片、熊去氧胆酸片"等治疗。1个月前上症加重，随来我院求治。腹胀如鼓，诊其脉沉数有力，口干溺黄，大便燥状。

西医诊断：

1.肝硬化，腹水；

2.全血细胞减少。

中医诊断： 鼓胀病（痰湿夹热，水液内停）。

治法： 宽中平胃，除胀利水。

方药： 平胃散加清热导滞方加减。

处方： 苍术10g，陈皮5g，厚朴5g，白术10g，生甘草5g，猪苓15g，茯苓15g，枳实15g，醋鳖甲15g，泽泻10g，牡丹皮15g，白茅根30g，大腹皮30g，车前子10g，瓜蒌仁10g，烧焦红枣3个。3剂，每日1剂，水煎早、晚分2次服用。

二诊（2019年2月27日）：患者服用上药后，腹胀明显减轻，仍胸中不宽，食欲不振，不知饥饿，诊之脉大而滑，舌有腻苔。治疗上以宽中化滞法治之：炒白术10g，枳壳5g，瓜蒌仁10g，建神曲10g，木通5g，茯苓15g，厚朴5g，焦山楂10g，麦冬10g，炙甘草5g，炒麦芽10g。3剂，每日1剂，水煎早、晚分2次服用。

三诊（2019年3月2日）：患者服用上药后，大便每日2次，量多，腹胀全消，饮食尚可。考虑患者高龄，中病即止，3剂，每日1剂，水煎早、晚分2次服用，以巩固疗效。

【按语】 本例为痰湿夹热、水液内停所致鼓胀病，治疗上以宽中平胃、除胀利水为法。老年鼓胀，本为棘手之症。此案推原，起自湿热蕴结，浊水停聚，病在肝脾。临证每效法景岳舟车丸以攻下逐水，先予治标扶正。而今仅投平胃散以平治中土之不平，伍以清热导滞之大腹皮、瓜蒌仁、枳实、车前子诸药，乃王老师虑其年高脾弱、希图苟安而已，再诊见脉大而滑，舌有腻苔，则投宽中化滞方，时时顾及胃气，通气以利水，不料竟获如此神效。《黄帝内经》云："大积大聚，其可犯也，衰其大半而止。"故尊经验之论,中病即止。

第十七节　腹泻

病案一

泄泻病（脾胃虚弱证）

患者王某,男,35岁。

初诊（2018年2月16日）:患者因间断性大便时溏时泄3年,伴有舌痛3个月来我院就诊。患者近3年间断性大便时溏时泄,迁延反复,3个月前无明显诱因现舌痛伴有舌麻木,不能咀嚼食物,心中烦乱,易于发火,心情抑郁,食少,食后胃脘部痞闷不适,稍进油腻食物,则大便次数增加,面色萎黄,神疲倦怠,大便1天3～4次。2年前在当地医院确诊为结肠炎。曾在当地诊所及医院口服维生素B_6及中药1个月,毫无疗效,故来我院求诊。查体:舌尖红,苔花剥,舌中有片状黄厚腻苔,脉滑弦。

西医诊断:

1.慢性结肠炎;

2.慢性舌炎。

中医诊断:泄泻病（脾胃虚弱证）。

治宜辛开苦降,健脾益气。

方药以半夏泻心汤加味化裁。

处方:半夏10 g,黄芩6 g,黄连6 g,干姜10 g,甘草5 g,厚朴10 g,大枣4个,砂仁10 g,陈皮6 g,桔梗10 g,扁豆10 g,山药15 g,莲子肉10 g,薏苡仁10 g,人参20 g。6剂水服,每日1剂,分2次早、晚温服。

二诊（2018年2月22日）:服药后舌痛减轻,腹泻一天2次,大便仍不成形。脉、舌同前,效不更方。14剂,每日1剂,分2次早、晚温服。

三诊（2018年3月7日）：服药后舌痛明显减轻，大便1天1次，基本成形，舌淡红，花剥褪尽，脉滑，干姜减为5g，加焦白术10g，砂仁加为15g，白扁豆加为15g。14剂，每日1剂，分2次早、晚温服。

四诊（2018年3月22日）：基本治愈，嘱隔日1剂，巩固疗效。

【按语】对舌痛症的病因及病机，国内外的学者进行了不懈的探索与努力，认为舌痛症是局部刺激出血、感染、维生素B族缺乏、更年期及内分泌失调以及精神因素综合作用的结果，至于具体哪些因素对发病更为重要，尚未见全面的分析。王老对舌痛症的治疗，注重在辨证的基础上运用经方，认为本案是一典型的半夏泻心汤证，在上为舌痛，在中为腹胀，在下则有腹泻，究其病机则为寒热互结，中焦气机升降失司，痞胀不通。王老认为舌痛属消化系统疾病，中医辨证治疗不应单纯侧重于局部病变，应特别着眼于整体病情，应按仲景的"随证治之"的原则。脾胃为人体升降之枢，气机升降失常，邪气阻滞，气机不利，升降失度而病矣，脏腑功能失调也即气机升降失度，临证重在调其升降，复其功能为治本之法。半夏泻心汤源自《伤寒杂病论》，其寒热并用，补泻皆施，配伍十分巧妙。半夏泻心汤在《伤寒论》《金匮要略》中各出现一次，《伤寒论》149条："伤寒五六日，呕而发热，柴胡汤证具，而以他药下之……但满而不痛者，此为痞，柴胡不中与之，宜半夏泻心汤。"《金匮要略》中论述："呕而肠鸣心下痞者，半夏泻心汤主之。"黄芩、黄连降胃气上；干姜、半夏味辛之药，能够散脾气之寒，再加上甘温之药，白人参、甘草补中益气，调和脾胃，古人概括为"辛开苦降甘调之法"，虽为痼疾，辨证得当，即见疗效。

病案二

泄泻（脾胃虚弱）

患者张某，女，40岁。

初诊（2019年2月17日）：间断性腹痛、腹泻10年余，加重乏力1周。患者10年前无明显诱因出现大便时溏时泻，迁延反复，食少，食后脘闷不舒，稍进油腻食物，则大便次数增加，面色萎黄，神疲倦怠，舌质淡，苔白，脉细弱。自述在当地医院予中药汤剂治疗，疗效可，但具体不详。粪便常规示：稀水样便。5年前在当地医院行肠镜检查示：1.溃疡性结肠炎；2.结肠息肉（山田Ⅰ型）。某医院诊断为"慢性肠炎"。曾给予输液治疗，配合口服"左氧氟沙星、黄连素"治疗，症状明显好转。1周前因饮食生冷，出现腹痛，腹泻，乏力。电子结肠镜示：黏膜血管纹理模糊紊乱，充血、水肿。肠鸣腹泻，大便溏薄，粪有黏液，不思饮食，食后脘腹不舒，面色萎黄，肢倦乏力，舌质淡，苔白，脉濡滑。

西医诊断：溃疡性结肠炎。

中医诊断：泄泻（脾胃虚弱）。

治宜补气健脾，燥湿止泻。

拟方参白益肠汤加减。

处方：党参20g，白术15g，茯苓10g，砂仁10g，桔梗10g，陈皮10g，赤芍10g，白芍10g，川楝子10g，甘草5g，黄芪20g，黄连10g。7剂，水煎服，每日1剂，分3次服。

二诊（2019年2月24日）：服上药后诸症明显减轻，仍食后腹胀不舒，肢倦乏力。上方党参用至30g，去川楝子，7剂，水煎服，每日1剂，分3次服。

三诊（2019年3月3日）：大便溏薄，食后腹胀，轻微乏力，无其他不适。上方去黄连、白芍，加大腹皮10g、厚朴10g，7剂，水煎服，每日1剂。服药后腹胀消，将此药制成蜜丸，每丸9g，每次1丸，每日2次，间断服药3个月余，后随访半年未复发。

【按语】中医认为本病是由于感受外邪、饮食劳倦、情志内伤、素体虚弱等导致脾胃受损，运化失司，湿热蕴结，气滞血瘀而成。初起时以邪实为主，多见湿热、气滞。病久迁延可致脾胃虚弱，或脾肾两虚，虚实夹杂之证候表现。方中党参甘平，补脾养胃，健运中气，鼓舞清阳；白术温健脾燥湿，助运化，和胃气，善补后天之本，为补气健脾之要药；茯苓甘淡渗湿健脾。参、苓、术合用，健脾除湿之功更强，促其运化，砂仁辛温芳香醒脾，促中州运化，使上下气机贯通，泻可止；桔梗为手太阴肺经引经药，配入本方，如舟楫载药上行，达于上焦以益肺；陈皮辛散苦降，芳香醒脾，长于理气燥湿健脾，调中快膈。赤芍苦微寒，善走血分，有止血散瘀之功；白芍苦酸微寒，能"止热泻"，除"肠胃湿热"，为"腹痛之主药"；川楝子苦寒性降，有解郁止痛之功；甘草甘温调中。黄芪味甘能补，性温能升，为补气升阳的要药；黄连大苦大寒，长于清中焦湿火郁结，善除脾胃湿热。全方配伍共奏补气健脾、燥湿止泻之功能。

本病中医中药治疗有一个从量变到质变的过程，只有坚持一段时间，才能使疗效得到巩固，所以治疗疗程要长，一般不少于3个月，还要不断随访，最好6～12个月，才能判断其治疗效果。

病案三

泄泻（肾阳虚衰）

患者李某，女，30岁。

初诊（2018年6月24日）：黎明前脐腹作痛，肠鸣即泻，完谷不化，腹部喜暖，泻后则安，形寒肢冷，腰膝酸软，舌淡苔白，脉沉细。

西医诊断：慢性肠炎。

中医诊断：泄泻（肾阳虚衰）。

治宜温中健脾止泻。拟方四神丸加减。

处方：吴茱萸15g，肉豆蔻10g，补骨脂10g，五味子10g，党参15g，苍术10g，干姜10g，附片6g，桂枝10g，炙甘草5g，茯苓10g，桔梗10g，陈皮10g。3剂，水煎服，每日1剂，分3次服。

二诊（2018年6月28日）：服上药后诸症减轻。继上方3剂，水煎服，每日1剂，分3次服。

三诊（2018年7月2日）：大便正常，每日1次，纳食好，停药。

【按语】证机概要：命门火衰，脾失温煦。治法：温肾健脾，固涩止泻。本方有温肾暖脾、固涩止泻的作用，适用于命门火衰、泻下完谷、形寒肢冷、腰膝酸软之证。常用药：补骨脂温补肾阳；肉豆蔻、吴茱萸温中散寒；五味子收敛止泻；加附子、炮姜温脾逐寒。若脐腹冷痛，可加附子理中丸温中健脾。若年老体衰，久泻不止，脱肛，为中气下陷，可加黄芪、党参、白术、升麻益气升阳。若泻下滑脱不禁，可改用真人养脏汤涩肠止泻。若脾虚肾寒不著，反见心烦嘈杂，大便夹有黏冻，表现寒热错杂证候，可改服乌梅丸方。

病案四

泄泻（暑湿泄泻）

患者朱某，男，51岁。

初诊（2019年6月10日）：腹痛、腹泻2天。患者自诉2天前因在外饮食饮酒后待于阴冷处，又饮食生冷后而腹泻稀水样便，每日稀便4～5次，腹胀，纳呆，恶心，少饮，腹痛，腹泻，泻后痛减，兼外感风寒，发热，头痛，肢体酸痛，舌质淡红，苔白，脉滑。

西医诊断：急性肠炎。

中医诊断：泄泻（暑湿泄泻）。

治宜清暑利湿止泻。拟方藿香正气散加减。

处方：藿香10 g，佩兰10 g，苍术10 g，茯苓10 g，木香6 g，陈皮10 g，甘草5 g，大腹皮10 g。3剂，水煎服，每日1剂，分3次服。

二诊（2019年6月14日）：服上药后诸症减轻。继上方3剂，水煎服，每日1剂，分3次服。

三诊（2019年6月18日）：大便正常，每日1次，饮食正常，停治疗。

【按语】本患者是夏季常见的暑湿泄泻，应清暑利湿和中止泻，方用藿香正气散加减。证机概要：寒湿内盛，脾失健运，清浊不分。治法：芳香化湿，解表散寒。本方既解表和中散寒，又能理气化湿，除满健脾，适用于外感寒邪、内伤湿滞的泻下清稀，腹痛肠鸣，恶寒头痛之证。常用药：藿香辛温散寒，芳香化浊；苍术、茯苓、半夏、陈皮健脾祛湿，和中止呕；厚朴、大腹皮理气除满；紫苏、白芷、桔梗解表散寒，疏利气机，加木香理气止痛。若表寒重，可加荆芥、防风疏风散寒；若外感寒湿，饮食生冷，腹痛，泻下清稀，可用纯阳正气丸温中散寒，理气化湿；若湿邪偏重，腹满肠鸣，小便不利，可改用胃苓汤健脾行气祛湿。

病案五

泄泻（脾虚湿盛兼肝郁）

患者张某，男，50岁。

初诊（2019年10月18日）：腹痛腹泻反复发作3年，下腹部隐痛，时有肠鸣，每日排便4～6次，为黄色稀水便，进食生冷瓜果则腹泻加重，肢体倦怠，食纳欠佳，胸闷，心烦。舌质淡，苔白腻，脉濡滑。乙状结肠镜检查示：肠壁黏膜节段性充血水肿。

西医诊断： 慢性结肠炎。

中医诊断： 泄泻（脾虚湿盛兼肝郁）。

治以理气疏肝、健脾化湿。

处方： 苍术10 g，白术10 g，厚朴10 g，薏苡仁30 g，茯苓10 g，木香6 g，扁豆10 g，柴胡10 g，白芍10 g，防风6 g，陈皮10 g，绿萼梅10 g，香附10 g。5剂，水煎服，每日1剂，分2次服。并嘱其放松心情，调畅情志，勿食生冷。

二诊（2019年10月23日）：服药5剂后复诊，肢体倦怠、胸闷、心烦症状缓解，大便次数减少为每日3～4次。原方加藿香10 g、佩兰10 g，5剂，水煎服，每日1剂，分2次服，以加强芳香化浊之力。

三诊（2019年10月28日）：患者诸症基本消失，食纳好转，大便成形，每日1～2次。

【按语】 现代人们工作、生活压力较大，长期烦恼郁怒，忧愁思虑，肝气失于调达舒畅，横逆犯脾，造成脾胃升降功能失调，运化失职，清浊不分，混杂而下，临床多表现为纳谷不香，嗳气时作，腹胀腹痛，腹痛即泻，泻后痛减，时有肠鸣，大便次数增多，或大便不爽，夹有黏液，每因抑郁恼怒或情绪紧张而发，苔腻脉弦。治以疏肝运脾，行气导滞。

病案六

泄泻（肝脾郁滞）

患者马某，男，56岁。

初诊（2019年7月8日）：腹泻、腹痛4个月，发时肠鸣腹痛，痛则泄泻，完谷不化，反复发作，日夜2～5次，伴有胸胁胀闷，嗳气少食，每因抑郁恼怒，或情绪紧张而发，不觉里急后重。近来2个月，自服土霉素、四环素，泄泻减而未除四肢乏力，形体消瘦，精神萎靡，脉弦而缓，舌苔薄白而腻。经某医院诊断为慢性结肠炎。

西医诊断：慢性结肠炎。

中医诊断：泄泻（肝脾郁滞）。

治疗：肝脾郁滞，调气则已，医反下之，徒伤胃气，延成飧泄之证。治以抑肝损脾，方用雷少逸"培中泻木法"。

处方：白术12 g，白芍9 g，陈皮9 g，茯苓12 g，甘草9 g，炮姜炭6 g，炒吴萸3 g，煨葛根12 g，防风6 g，泽泻9 g。3剂，水煎服，每日1剂，分2次温服。

二诊（2019年7月11日）：服药3剂后，痛泻均止，苔腻渐化，脉仍弦紧。仍遵前方，去吴茱萸、白芍，白术、茯苓各至15 g，继进3剂。

三诊（2019年7月15日）：时脉来较前有力，舌苔白腻已化，饮食逐渐增加。遵二诊之方加党参、当归各9 g，以调补气血，服药6剂，诸症皆消，恢复工作。

第十八节 便秘

病案一

便秘（肝郁气滞，热结阴亏）

患者闫某，女，70岁。

初诊（2019年4月12日）：患者便秘10年余，形体消瘦，每次大便干结，常数日不解大便，便如羊屎状，头晕耳鸣，面色潮红，口苦，口微干，舌淡红，苔干黄，脉弦细。

西医诊断：习惯性便秘。

中医诊断：便秘（肝郁气滞，热结阴亏）。

治以疏肝解郁，增液润肠。

方用增液承气汤+四逆散加减。

处方：柴胡10 g，枳实10 g，火麻仁15 g，郁李仁20 g，桃仁10 g，玄参15 g，麦冬10 g，芦根10 g，玉竹10 g，知母10 g，砂仁10 g。3剂，水煎服，每日1剂，分2次口服。

二诊（2019年4月16日）：服上方3剂后，大便通畅，精神转佳，诸证皆平。效不更方，继服上方3剂。

【按语】便秘一症，在老年人尤为多见，而致便秘之因甚多，治法亦千差万别。治疗便秘时，常与辨证论治的同时注意疏理肺、脾、肝三脏之气机。该病虽在胃肠，应以疏理肠腑气机为主，但亦不可忽视肝之调达作用。脾胃功能之调畅，多赖于肝之疏通。治疗时虽宜宣通肠腑气机，但亦须注意调畅肝胆气机，即治疗必求其本。本病证属肝郁兼有阴液不足，故以疏肝解郁、增液润肠为法。给予四逆散加减：柴胡、枳实疏肝理气行滞，取火麻仁、郁李仁、桃仁润肠通便，玄参、麦冬、芦根、玉竹、知母增液润肠，妙在砂仁一味，既可调畅中焦气机，又取阳生阴长之意。诚如《景岳全书》所云："善补阴者必于阳中求阴，则阴得阳生而源泉不竭。"治疗阴液不足时，若愈滋愈燥，愈滋愈干，屡进滋阴药无效者常于滋阴药中加少许砂仁，以振气机，取气能化液之意，以建奇功，此即"鼓风扬帆"之意。药物配伍得当，从而使津液得复，肠道得润，传导功能自如，便秘自愈。

病案二

便秘（津枯肠燥）

患者张某，男，40岁。

初诊（2019年8月3日）：大便困难10年余。患者自诉长期便秘，大便数日一行，质干，如羊粪，经常服用通便药，如"果导，麻仁丸，番泻叶"等，有时需用开塞露才能解出，停药后，便秘仍出现。面色萎黄，口干，五心烦热，大便有时带血，舌质红，苔白，脉沉细数。结肠镜检查未见异常。

西医诊断： 习惯性便秘。

中医诊断： 便秘（津枯肠燥）。

治宜滋阴润肠通便。

拟方增液汤加减。

处方： 玄参20g，麦冬20g，生地黄20g，柴胡10g，枳壳10g，杏仁15g，桃仁15g，甘草5g，当归10g。5剂，水煎服，每日1剂，分3次服。

二诊（2019年8月9日）：服药后，大便可解，但感觉不畅，加麻仁10g，再予5剂，水煎服，每日1剂，分3次服。

三诊（2019年8月15日）：服药后，大便畅，1～2日1次，成形，质软。将上方改为蜜丸剂，每丸10g，每日2次，每次1丸，约1个月，停药后随访10个月，未复发。

【按语】对阴虚便秘者，所用养阴药剂量应较大，如用一般剂量，效果欠佳。另外，用养阴药时，应注意行气，对长期便秘患者，用药时间较长，或可使用丸剂。

病案三

便秘（阳明热结）

患者李某，男，50岁。

初诊（2019年9月3日）：大便秘结半年，患者自述大便干结，5～6日一行，蹲厕许久难解，非开塞露莫下。口臭牙痛，时常口鼻生疮，溲黄不爽，口干心烦，腹胀寐差，病期年余，难表苦衷，苔黄质红。脉弦数。

西医诊断： 习惯性便秘。

中医诊断：便秘（阳明热结）。

治宜清热通便。

辨证立法：胃肠积热经久不清，耗津伤液，肠道失去滋满，传导受阻，便结不通故然。胃热上扰，口臭牙痛，口干渴则必饮水自救。

处方：瓜蒌15 g，枳实10 g，杏仁10 g，桔梗10 g，厚朴10 g，白芍15 g，知母10 g，郁李仁10 g，陈皮10 g，桃仁10 g，生大黄10 g（后入）。

二诊（2019年9月7日）：上方3剂服毕，便下2次且通畅。小溲变清，口臭、口渴减轻，寐中欠宁。苔趋薄白，脉弦稍数。病势已衰，再清余热。

【按语】便秘一症，缘由各异，或气机郁滞，或胃肠积热，或气血亏虚，或阴寒凝聚，均可导致脏腑功能失调，终究胃肠受病。治疗或清通，或润通，或温通，或通补兼施，应灵活变通。本例患者嗜酒成癖，热结胃肠，阴津枯燥，蠕动滞缓，腑气不通，阳明热结当有痞、满、燥、实、坚，但不必俱悉，当有一证便是。投以麻子仁丸，其中熟大黄改为生用，加玄明粉、郁李仁、桃仁等，滋润清通，双管齐下。待热结去，津液复苏，速撤硝、黄峻猛之辈。

病案四

便秘（脾虚便秘）

患者郭某，男，45岁。

初诊（2019年10月3日）：大便秘而不爽，欲解且量少，两胁胀闷不适，牵及少腹下坠，食欲不振，体倦乏力，患病3年，中西药屡投无效。苔根部白腻，质淡胖。脉弦细滑。

西医诊断：习惯性便秘。

中医诊断：便秘（脾虚便秘）。

辨证立法：便秘为患已久，肝失条达，脾胃气虚，运化受纳不及，积湿生痰，痰浊阻遏，腑气不畅。证属疏化失司，脾虚痰秘。治疗当舒木通腑，健脾化痰，补通并进。

处方：党参15 g，炒白术10 g，半夏10 g，柴胡10 g，炒白芍15 g，枳实10 g，瓜蒌10 g，槟榔10 g，桔梗10 g，厚朴10 g，丹参15 g，炒莱菔子10 g，广陈皮10 g。

二诊（2019年10月7日）：上述处方服用后得矢气，两胁宽舒，解便2次，仍欠通畅。苔根黄稍有腻象，脉弦细数。痰浊渐化兼有热象，守法再进数剂。

处方：党参15 g，焦白术10 g，半夏10 g，柴胡10 g，枳实10 g，瓜蒌15 g，槟榔10 g，桔梗10 g，川厚朴10 g，鸡内金10 g，丹参15 g，黄连6 g，陈皮10 g。此方进4剂，大便通顺，如释重负，诸症不复存在。

【按语】本例，体较丰，嗜食脂质厚味，食伤脾胃，转化无权，水液代谢迟缓，谷反为滞，津反为痰，痰浊既是脂肪肝形成之要邪，又是胃肠结气碍运、通降失衡导致便秘的重要因素。患者体形彪壮，随手投以硝黄，便秘旋通放。

第十九节　郁证

病案一

郁病（肝郁脾虚挟风证）

患者王某，女，38岁。

初诊（2019年10月18日）：双下肢不自主颤抖伴右髋关节疼痛3个月。患者于3个月前因情绪不畅后出现双腿颤抖，伴有右侧髋关节疼痛，哭笑不已，夜眠梦多，记忆减退。曾于外院就诊，诊断为"抑郁并焦虑症"，服用利培酮、多虑平、舒比利等药。服药后双下肢颤抖症状明显减轻，但仍自觉心烦易怒，恐慌惊惧，坐立不安，烦躁不已，并明确感觉舌上有虫行蚁走感。口气臭秽。舌质红，苔黄厚，脉沉。辅助检查：汉密尔顿焦虑量表评分：35分；汉密尔顿抑郁量表评分：39分。

西医诊断： 抑郁并焦虑症。

中医诊断： 郁病（肝郁脾虚挟风证）。

治法： 疏肝解郁，健脾和胃，镇肝熄风。

方选柴胡加龙骨牡蛎汤加减。具体组成如下：柴胡10 g，黄芩10 g，姜半夏15 g，太子参10 g，大枣10 g，炙甘草3 g，葛根30 g，石菖蒲10 g，柴胡10 g，地龙10 g，白芍10 g，木瓜10 g，全蝎5 g，煅龙骨30 g，煅牡蛎30 g（先煎）。5剂，水煎分2次服，1日1剂。

二诊（2019年10月26日）：患者服药后舌上虫行蚁走感消失，恐惧及坐立不安减轻，仍感心烦急躁，盗汗，失眠多梦。舌淡红，苔薄，脉细。上药炙甘草加为10 g，大枣加为20 g，加浮小麦30 g、合欢皮10 g以增强疏肝养心之功。5剂，水煎取汁，1日1剂，分2次服。

三诊（2019年11月14日）：服药后心烦急躁减轻，可以平静端坐，善太息及盗汗较前明显减轻，睡眠仍差。舌淡红，苔薄黄，脉沉细。前方加磁石10 g，继服5剂。

四诊（2019年11月23日）：患者上述症状均较前明显缓解，效不更方，取上方3剂，研末为散剂，1次9 g，1日3次，缓服以巩固疗效。

【按语】患者为青年女性，因情志不舒，肝气郁结，失于条达，肝木生心火，母病及子，则心烦急躁、坐立不安，肾水生肝木，肝郁化火，子盗母气，故见易恐、善太息。血虚生风，风善行而数变，双下肢颤抖；肝郁克脾土，肝藏魂，肝血不足，则魂失所藏，加之心神被扰，故见梦多；心主血，主神智，血虚则心失所养，心神不守，故见哭笑不已，善忘；心开窍于舌，舌为心之苗，心血虚，舌体失于濡养则舌面有虫行蚁走之感，本证属肝郁气滞，脾胃虚弱，肝风内动。治宜疏肝解郁，健脾和胃，镇肝熄风。柴胡加龙骨牡蛎汤，是张仲景所拟的治疗少阳病的处方，柴胡证主证为寒热往来，胸胁苦满，默默不欲饮食，烦躁惊狂不安，偶有谵语，喜怒无常，身重难以转侧，现代研究，用于癫痫、神经官能症、高血压病及美尼尔氏综合征等常见有胸满烦惊等为主要症状者。患者烦躁较甚，酌加浮小麦以益气除烦；木瓜味酸性温，可舒筋活络、化湿和胃；全蝎味辛，性平，有毒，可熄风镇痉，以助龙骨、牡蛎镇肝熄风之功；合欢皮甘平，解郁安神，助柴胡疏肝解郁。服上药后疗效显著。故将上药研末为散剂，缓图久效，故上方继续服用3个月，以巩固疗效。

病案二

郁证（肝阳偏亢证）

患者郭某，男，71岁。

初诊（2019年10月25日）：左侧肢体偏瘫1年，伴失眠抑郁2个月。患者1年前因左侧肢体偏瘫住院治疗20余天，后病情好转出院，于家中休养。但遗留有左侧肢体活动受限、言语欠利、口眼歪斜、失眠多梦、情绪低落、心烦不安、兴趣减退等症状。在院期间头颅CT检查回报：右侧基底节一半卵圆区脑梗死。于家中长期口服调脂、抗血小板凝集、控制血压药物。近2个月眠差加重，每晚仅睡1h，同时伴有大便干结。舌质暗红，苔黄腻，脉弦滑数。血压175/105 mmHg，行24h动态心电图示：①窦性心律，偶发房性早搏，个别波形伴室内差异性传导。②ST-T段改变。患者平素患有高血压病，病史20余年，常年口服苯磺酸氨氯地平片、酒石酸美托洛尔及卡托普利等药。

西医诊断：脑梗死后抑郁症。

中医诊断：郁证（肝阳偏亢证）。

治法：平肝潜阳，镇静安神。

方选羚角钩藤汤酌加活血化瘀、养心安神药物，具体处方如下：天麻15g，石决明15g（先煎），钩藤15g（后下），川芎10g，郁金10g，菊花15g，丹参30g，枳壳10g，牡蛎15g（先煎），龙骨15g（先煎），合欢皮30g，怀牛膝30g，夜交藤20g，灯芯草10g，水牛角粉15g（冲服），远志10g。10剂，每天1剂，水煎服。

二诊（2019年11月10日）：患者自述左手活动僵硬感较前明显减轻，同时麻木感较前好转，服药后睡眠时间较前延长，每晚可睡3~4h，大便成形，较前变软。日行1次，心悸、心烦较前减轻。血压160/90 mmHg。效不更方，原方再进14剂，水煎服，每日1剂。

三诊（2019年11月29日）：患者自述睡眠质量明显改善，每晚可睡5 h以上。但心悸及烦躁仍时有发作，原方基础上酌加浮小麦30 g，建曲30 g、磁石30 g（先煎）、甘草10 g。继服14剂，水煎服，每日1剂。随后每周随访患者。2个月后患者血压降至130/75 mmHg，睡眠较前明显改善，夜间睡眠时间在6小时以上。继2个月后，语言较前流利，左手活动渐利。嘱其每日增强肢体功能康复训练，以期逐渐恢复至接近正常。

【按语】脑梗死后抑郁症乃较常见的脑梗死并发症之一，是脑梗死后的一种较为常见的心理障碍性疾病，乃是由于患者对脑梗死疾病本身的恐惧和后续生活质量的悲观想法而产生的，随着现代人们生活质量的改善，高血压、高血脂、高血糖等现象增多，脑梗死患者明显增多，随之产生的脑梗死后抑郁症也随之增多，严重影响患者的生活质量。由于脑梗死病人起病较急，病情较重，同时致残率高，患者对突如其来的行动能力障碍引起的生活难以自理等情况难以接受，以至于对未来生活产生消极、悲观、恐惧和烦躁的心理反应，通常会陷入担忧和绝望的情绪中。常见表现为沉默寡言，表情淡漠，耐心全失，由于日常生活行为均需依赖他人，包括大小便失禁等情况，以至于陷入难堪、自责、对未来失去信心的情感境地，因而拒绝配合治疗的情况多有发生，从而导致康复困难，而抑郁焦虑状态长期不能恢复。脑梗死后抑郁症，属于祖国医学"中风"和"郁证"范畴。中风病因有风、火、痰、瘀、虚之分，而其发病多与肝风内动密切相关，同时，郁证的发病多与肝失疏泄息息相关。《灵枢·本神》曰："……愁忧者，气闭塞而不行……"《素问·举痛论》曰："……思则心有所存，神有所归，正气留而不行……"病人脑梗死后情志不畅，肝失疏泄，气失调达，而导致肝气郁结。气机升降出入异常，又可致血行不畅，停留局部，瘀血内生，反过来阻滞气机；肝郁而偏亢，横逆犯胃，至胃失和降，胃气上逆；肝郁乘脾，使脾失健运，痰浊内生；痰瘀互结，阻塞气机；肝郁化火，母病及子，耗伤心气，心失所养，心神涣散而出现心神不宁，少动懒言，情绪低落，眠差易醒，纳呆食少。《素问·六元纪大论》云："郁之甚者，治之奈何？……木郁达之，火郁发之，土郁夺之，金郁泄之，水郁折之。"《证治汇补·郁证》云："病虽多，皆因气不周流，法当顺气为先。" 本病例中肝郁血瘀为主要病机，治以疏肝解郁、活血化瘀为主。方中天麻、菊花、钩藤平肝潜阳，调畅气机；川芎、郁金行气活血；地龙熄风通络，丹参活血化瘀通络；合欢皮、夜交藤养血安神；白芍养血柔肝，安神定志；龙骨、牡蛎重镇安神、平肝潜阳；石菖蒲、灯芯草开窍解郁安神。诸药合用，共奏疏肝解郁、平肝潜阳、活血安神之效。

病案三

郁证（肝气郁结）

患者马某，女，20岁。

初诊（2019年4月16日）：胸胁部隐痛伴咽喉部哽噎不适10天。患者于10天前因考试不顺后自觉胸胁部隐痛伴有咽喉部哽噎不适，咽中如有物阻，胸中憋闷，气短，善太息，心神不宁频频发作，伴有精神恍惚，注意力难以集中，腹部胀满不适，纳差，大便干稀不定。自行购买"逍遥丸""保和丸"等治疗后，症状无改善，故前来我院门诊就诊。症见：胸胁部隐痛，自觉咽喉部哽噎不适，时有纳差，心前区憋闷，无咳嗽咳痰，无喉中哮鸣音及喘促，观其体质偏瘦，心绪不定，语多错愕，善太息，嗳气频频，舌淡红，苔薄腻，脉弦。查体：胸廓对称，无畸形，局部无压痛，呼吸运动正常；心、肺基本正常。查喉镜见咽部轻度红肿，可见散在滤泡组织。心电图及胸部CT均未见异常。

西医诊断：自主神经功能紊乱。

中医诊断：郁证（肝气郁结）。

治法：疏肝解郁，理气。

方选柴胡疏肝散酌加理气降逆药物。处方如下：柴胡15 g，川芎10 g，香附10 g，檀香10 g，丹参30 g，枳壳10 g，郁金10 g，佛手10 g，木香10 g，龙骨15 g，柿蒂10 g。5剂，水煎取汁300 mL，每日1剂，分2次服。

二诊（2019年4月22日）：服上药后胸胁部隐痛及咽喉部哽噎不适症状较前减轻，心绪不定情况较前好转，饮食基本同前，自觉口干欲饮水。于前方基础上酌加健脾消食、理气化积、止渴生津药物，具体组成如下：柴胡15 g，川芎10 g，香附10 g，檀香10 g，黄连10 g，蒲公英10 g，佛手10 g，木香10 g，焦山楂10 g，建曲10 g，天花粉10 g。5剂，水煎服，每日1剂，分2次服。

三诊（2019年5月1日）：服上药后胸胁部隐痛大有减轻，情绪明显好转，纳食可，精神清爽，予前方加减继进。

处方：柴胡15 g，香附10 g，郁金10 g，枳壳10 g，川芎10 g，木香10 g，焦山楂10 g，丹参30 g，白芍15 g，建曲10 g，天花粉15 g。5剂，水煎取汁300 mL，每日1剂，分2次服。

【按语】患者为青年女性，形体消瘦，为阴虚体质，情绪波动后出现胸胁部隐痛，咽喉部哽噎不适，心神不宁，精神恍惚，心前区憋闷，纳差等。中医辨证当属郁证，肝气郁结型。《素问·血气形志》中提到了情志抑郁对疾病的发生发展进程的影响，"……形乐志苦，病生于脉……形乐志乐……病生于筋……形苦志苦，病生于咽嗌……形数惊恐，经络不通，病生于不仁"。《医碥·郁》言："……丹溪分六郁……大要以理气为主……气滞则血亦滞，而饮食不行，痰湿停积，郁而成火……气行则数者皆行，故所重在气，不易之理也……"《素问·六元正纪大论》有金郁、木郁、火郁、水郁、土郁属五气之郁，阐明了天地五气不行其令，运化失常，而发为逆乱，其气的太过与不及，"乃致当升不升，当降不降，当化不化，而郁病作矣"。素体阴虚、性格内向者，容易肝气郁结，此为该病发生的体质因素。平素大喜大悲，五志过极、七情内伤，使得肝气郁结，失于条达，肝郁乘脾土，脾失健运，脾与胃相表里，胃气亦随之受损，受纳腐熟水谷不及，食滞停于胃中不化而成食郁，脾胃失于运化水湿，聚湿成痰，气滞痰郁交阻于膈上，停于咽喉，阻滞气机，致使咽中如有物阻。肝气郁滞，气机郁滞，升降失调，闭阻不畅，致使血行不畅，郁于胸中，易致心胸憋闷，两胁疼痛。肝为刚脏，体阴而用阳，相火寄于其中，郁而化热，热扰心神，致使心神不安，治以疏肝解郁，理气和中。方选柴胡疏肝散加减，其中柴胡疏肝解郁，枳壳行气导滞，川芎、香附、郁金、丹参理气行血，使得气血通畅；龙骨、代赭石重镇潜阳、宁心安神，调畅气机，佛手、柿蒂降逆理气，开郁和胃，上方诸药合用，共奏疏肝理气、解郁开滞之效，收效满意。

病案四

郁症（肝郁化火，心神失养）

患者王某，男，72岁。

初诊（2019年5月9日）：眠差伴情绪低落1个月。患者于2013年曾经脑梗死1次，未留下明显后遗症。2015年11月再次出现脑梗死，既往有高血压病史，血压最高达180/100 mmHg，长期服用苯磺酸氨氯地平5 mg，每日1次，配合抗血小板聚集之阿司匹林100 mg/日，血压基本控制在正常范围内，遂住医院治疗20余天，经检查头颅CT示：右侧基底节区脑梗死。出院后于家中休养，病情保持平稳。此次入院前因情绪激动后出现中风，同时出现左侧肢体活动受限，不能言语，对外界事物兴趣减退，伴有心烦易怒，情绪低落。夜间仅睡2 h，大便秘结。苔黄腻、舌质暗红，脉弦数。血压：140/105 mmHg。24 h动态心电图示：窦性心律，ST-T段改变。患者平素患有高血压病，病史10年，汉密尔顿抑郁焦虑量表评分：36分。

西医诊断：脑梗死后抑郁症。

中医诊断：中风，郁症；证属肝郁化火，心神失养。

治法：疏肝解郁，滋阴柔肝，养血宁心，除烦安神。

处方：柴胡10 g，党参15 g，半夏10 g，炙甘草10 g，黄连10 g，郁金10 g，肉桂6 g，生龙牡30 g，莲子30 g，白芍10 g，酸枣仁15 g，生小麦30 g，合欢皮10 g，珍珠母30 g，炙百合30 g。5剂，水煎取汁300 mL，每日1剂，分2次口服。

二诊（2019年5月14日）：服药后心绪较前平静，夜眠时间延长为4 h，心烦程度较前明显减轻，大便转软，每日1次，左侧肢体仍活动尚不利，血压：135/75 mmHg，效不更方，原方继服10剂。

半年后随访，患者情绪安定，无心烦气躁，夜眠安稳，自述每日坚持肢体康复活动，生活能力逐步恢复正常。

【按语】卒中后抑郁是发生在卒中后的一种包括多种躯体状况和精神症状的复杂的精神障碍性疾病，乃卒中最为常见的并发症之一，往往严重影响患者康复锻炼的信心和神经功能的恢复进程，因此，卒中后抑郁症患者得早期诊断、干预和治疗，这对患者躯体功能的恢复及预后情况意义重大。本方中柴胡、郁金疏肝理气，活血化瘀。半夏味辛，性温偏燥，降逆化痰，可解半表半里之邪，柴胡与半夏相配，开散与通泄并行，使三焦气机升降顺畅，出入自如。黄连苦寒，所谓"阳有余，以苦除之"，故以黄连苦寒除热，为免伤及阴血，芍药酸敛养阴，使阴伤得以恢复。苦、酸、寒、甘之剂合用，使火降阴复。黄连清心火，白芍滋肝阴，二者相配，滋肾水降心火，水火既济，心肾相交，则烦除而寐安，则心中烦闷，不能终日之证自愈；百合滋阴润肺，同时有清心安神之效。酸枣仁养心安神，珍珠母、生龙牡重镇安神，珍珠母入心、肝二经，泻热定惊，镇心安魂，龙骨入肝，平肝潜阳，涩而镇惊。炙甘草、浮小麦甘味缓肝，补气养心；诸药合用，疏肝解郁，滋阴柔肝，养血宁心，除烦安神，使心肝之阴得复，阴阳调和，阴平阳秘，精神乃治，共奏安神之功。

第二十节　不寐

病案一

不寐（肝郁脾虚，心肾不交）

患者陈某，男，44岁。

初诊（2019年1月16日）：眠差伴心烦急躁2个月。患者2个月前因情志不遂后出现难以入睡，多梦易醒，心烦心悸，善太息，情绪低落，情绪敏感，易恐易怒，头晕，乏力，纳差，大便干结。舌尖红，苔白，脉细数。查体：神情忧郁，精神欠佳。SDS：27分（标准分：36.25）；

SAS125分（标准分：33.75）。心电图未见明显异常。

西医诊断： 失眠。

中医诊断： 不寐（肝郁脾虚证）。

治法： 疏肝健脾，养血安神，交通心肾。

处方： 太子参10 g，当归15 g，远志15 g，五味子10 g，柏子仁15 g，茯神15 g，酸枣仁30 g，黄连10 g，肉桂30 g，姜半夏10 g，首乌藤30 g，柴胡10 g，紫石英10 g（先煎），合欢皮10 g。6剂，水煎取汁300 mL，每日1剂，分2次服。另嘱其调畅情志，参与太极拳、八段锦等中医气功疗法。

二诊（2019年1月23日）：服上药后入睡困难、多梦易醒、心烦心悸、急躁易恐等症状明显好转，仍头晕，舌淡红，苔白，脉细。前方去紫石英，加女贞子、墨旱莲各20 g，川牛膝15 g。5剂，水煎服，每日1剂，分2次服。此后随访已愈。

【按语】 该患者因情志不遂起病，情志过极，则伤心神及肝血，肝血不足，心神失养，阴不敛阳，则见入睡困难，肝郁化火，扰动心神，心神不宁，故见多梦、心烦、善太息；肝木太过，乘及脾土，脾虚运化失常，故见纳差；脾虚气血生化乏源，血不养心，故见心悸，清窍失养，故见头晕；肝郁化火扰心，心火炽盛，不能下交于肾，肝郁化火，损耗肝阴，肝肾同源，肾阴亦随之亏虚，肾水不足，不能上济于心，舌尖红、苔白、脉细数为肝郁脾虚、心阴不足之证，治以疏肝解郁，交通心肾，宁心安神。以养心汤合交泰丸加减治疗，方中当归、柴胡、合欢皮养血疏肝解郁；黄连泻心火，肉桂入肝肾经，引上浮之虚阳归元。心肾相交，水火既济；太子参补气，酸枣仁、远志、首乌藤、柏子仁养心安神。茯神宁心安神专治惊悸、健忘，紫石英镇心安神。诸药共奏疏肝解郁、交通心肾、养心安神之效。配合调节情志，适当运动，劳逸结合，使得身心均得以舒展，方收全效。

病案二

不寐（痰热扰心证）

患者付某，女，32岁。

初诊（2019年10月10日）：眠差2年，加重伴多梦10余天。就诊时症见：入睡困难时作，睡后噩梦纷纭，易惊易醒，头闷重如裹，心悸、胸闷，脘腹部痞闷不舒，口干、口苦，烦躁易怒，纳差，晨起咳嗽，咳痰多，舌质红，苔黄而腻，脉弦滑。

西医诊断：失眠症。

中医诊断：不寐（痰热扰心）。

治法：清肺化痰，安神定志。

自拟方：琥珀宁神散合黄连温胆汤加减。

处方：琥珀5 g（冲服），桔梗30 g，黄连10 g，茯苓15 g，姜半夏10 g，五味子10 g，茯神10 g，酸枣仁30 g，枳实10 g，竹茹10 g，陈皮5 g，远志10 g，柴胡10 g，丹参20 g，川芎10 g，夜交藤30 g。5剂，水煎服，1天1剂，分3次口服。

二诊（2019年10月20日）：诉入睡困难改善，噩梦较前减少，咳嗽、咳痰较前减轻，饮食较前明显改善。舌红，苔黄，脉弦。原方继服5剂。

三诊（2019年10月30日）：诸症明显改善。后续原方研末，每日10 g，分2次冲服，巩固疗效。

【按语】"琥珀宁神散"为经验方，临床应用过程中对不寐（失眠症）疗效显著。该方以"清肺化痰"立论，从肺论治不寐，因五脏皆可引起不寐，非独心、肝。"……肺朝百脉，主治节……肺主气，司呼吸，……肺藏魄。"肺治节之效失职，肺不藏魄，心神被扰，魂魄不宁则不寐。肺宣肃失度，子病及母，脾气受损，运化失司，水液运化失常，痰浊内生；痰浊蕴久化热，热扰心神，阳亢于外，失于内敛，故见不寐。多年临床经验总结发现，不寐的发生多与情志失常密切相关，现代医学研究得出结论：失眠是躯体因素、环境因素、精神因素、药物因素等综合作用引起。其中最常见的诱因是精神紧张，比如焦虑、兴奋、抑郁等，此结论恰好与中医理论之情志所伤所致不寐的结论相一致。忧伤悲愁过极则伤肺，肺气伤，宣肃、治节之功能减弱。忧愁、悲伤等情绪变化，致使气机逆乱，痰气交阻，痰在病情变化中既为病因，又为病理产物，其临床表现复杂多变。肺气郁闭日久，治节失司，气血运行失常，聚而可成痰致瘀。辨证立法及用药重在从肺论治，以清肺化痰为主，兼顾调理其他脏腑。肺得治节，则气机宣肃恢复正常，推动脾运化水谷精微即水液疏布全身，痰热瘀血生成的来源得以去除；在宣肺清热化痰基础上同时应用养血、化瘀安神之品，使气血水液运化畅通无阻，则无因痰化火之虞。肺宁魄安，神安志定。方中琥珀味甘性平，入心、肝、膀胱经，有定惊安神、利水通淋、散瘀止血之功，《别录》谓"……主安五脏，定魂魄……消瘀血，通五淋……"；酸枣仁甘酸，性平，入心、肝、胆三经，养心安神。琥珀、酸枣仁配伍可镇惊养心，为君药。桔梗归肺经，重用具有宣肺祛痰、调理气机之功效，同时具有载药上行入心经之功效。在临床实践过程中，发现汤剂中重用桔梗量达 30 g 时，安神作用非常显著，且无明显不良反应。远志安神益智，能交通心肾，助桔梗宣肺化痰，同时远志本身具有安神之功效，为臣药。柴胡归肝胆经，味辛、苦，性凉，辛能发散，调理气机，苦能清热，具有疏肝解郁、解表退热、升阳举陷之功效，为少阳经之要药。丹参味苦，性微寒，有活血调经、化瘀凉血、除烦安神之功效，《妇科明理论》中指出，"……一味丹参散，功同四物汤……"，《滇南本草》记载："……补心生血，养心定志，安神宁心……健忘怔忡，惊悸不寐。"柴胡入气分，疏肝散结；丹参入血分，活血安神，茯神味甘淡性平，归心、脾、肾经，具有宁心安神之功效；三药合用以解郁行气，活血化瘀，凉血安神，共为佐药。诸药相伍，宣肺宁神，使得血随气行，气机升降有序，血行顺畅；辛味药与酸味药相伍，散中有收，收中有散，散收有致，使得药性平和无偏性，共奏宁神宣肺、化痰定志之功效。

病案三

不寐（心阳气虚证）

患者罗某，女，45岁。

初诊（2019年12月19日）：心悸、心慌、失眠2年余。患者自诉2年前无明显诱因出现虚烦不寐，触事易惊，每晚睡眠不足3h，多梦易醒，醒后不易再次入睡，伴有心悸，心慌，胸闷，气短，多汗，脱发，倦怠无力，易感冒，于家中自行口服中成药归脾丸，每次10丸，每日3次，1个月后症状无明显改善。同时伴有月经周期长，量少，色淡，无血块，诊其脉细，舌质淡，苔薄白，检查多次动态心电图均无明显异常。

西医诊断：心脏神经官能症。

中医诊断：不寐（心阳气虚证）。

治法：温阳益气，安神定志。

处方：当归10g，龙骨30g（生），牡蛎30g（生），茯神20g，麦冬10g，远志10g，党参20g，黄连10g，蒲公英10g，大枣10g，桂枝20g，夜交藤30g，合欢皮30g，干姜10g，生甘草10g，炒白芍20g。5剂，水煎服，每日1剂，分2次口服。

二诊（2019年2月27日）：服药后，眠差症状好转，每晚睡眠时间增加为4h左右。仍伴有气短、乏力，多汗，易感冒等。诊其脉弦细，舌淡红，苔薄白。上方龙骨、牡蛎、夜交藤减量至一半，加防风、黄芪。每日1剂，水煎服，共7剂。疾病痊愈。

【按语】患者为更年期妇女，肝肾阴虚，阴不敛阳，心神失养，神不安宁，故见失眠多梦，舌淡，苔白，脉细，均为心阳气虚的表现。予以益气扶阳，镇惊安神，控制症状。方中重用龙骨、牡蛎以镇惊潜阳，平肝安神。因体虚卫外不固，易于感冒，后期予以益气扶正与祛邪并行。心悸一证，临床较为常见，多因体质虚弱，七情所伤，饮食不节，感受外邪及药食不当等，损伤脾胃，运化不及，致气血生化失常，心神失养，心志不宁；或痰、饮、火、瘀阻滞心脉，扰乱心神而发病。心者，君主之官，为阳中之太阳，主血脉，为十二官之主，主藏神。五脏六腑的阴阳气血运行均为心进行生理活动的基础，因而五脏六腑的病变均可导致心的异常变化，远志汤由"远志、黄芪、当归、人参、甘草、麦冬、茯苓各二两，独活四两，生姜五两，附子一两"组成，方出孙思邈《备急千金要方》，主治："心气不足，惊悸，语言谬误，恍惚愦愦，心烦闷、耳鸣"。王老师认为：精、气、神为人身三宝，互化互用，炼精化气，炼气成神，周而复始，如环无端，正如《黄帝内经》所云："精者，气之本，神之变，其华在面。"远志汤可以补心气，养心血，温心阳，扶正之力强，但对心神动摇、魂不守舍之心悸疗效稍有不足，故去走而不守之附片、独活，加龙骨、牡蛎以镇魂魄、安心神，临床用之，甚验。

病案四

不寐（肝气郁滞、心肾不交）

患者郭某，女，58岁。

初诊（2018年12月18日）：患者1年前无明显诱因出现不易入睡、心悸，头晕，情绪焦躁，夜间睡眠少。曾自行口服舒乐安定等药，疗效不显。现症见：心悸、眠差，口苦，五心烦热，大便干，牙痛，口干，烦躁易怒，腰膝酸困，常因情绪不顺后出现胸闷、气短，惶惶不可终日，舌暗红，舌体胖大，苔薄白，脉弦细数。

西医诊断：失眠症。

中医诊断：不寐（肝气郁滞、心肾不交）。

治法：清肝泻火、交通心肾。

自拟方：生龙骨15 g（先煎），生牡蛎15 g（先煎），石决明15 g（先煎），生地黄15 g，赤芍10 g，白芍10 g，知母15 g，黄芩10 g，夜交藤15 g，茯神12 g，远志10 g，柏子仁10 g，北沙参15 g，麦冬10 g，黄连6 g，肉桂6 g，生甘草6 g。10剂，每天1剂，水煎，早、晚分2次服。

二诊（2019年1月8日）：服上药后胸闷、气短、心悸症状减轻，夜眠时间较前增加，每夜睡眠达到4～5 h。上方加琥珀10 g、合欢皮15 g，

10剂，水煎服，每日1剂，分2次服。

五诊（2019年2月2日）：患者诸症消失，夜眠时间每晚6～7 h。上方10剂，研末冲服，每服6 g，1日2次，以巩固疗效。随访3个月，病情稳定。

【按语】失眠属中医学不寐，《黄帝内经》云"不得卧""目不瞑"，乃邪气客于脏腑，是因阳不入阴而所致经常不易入睡为特征的病症。长期失眠会影响大脑的部分功能，尤其是前额叶的功能，如注意力、语言能力、应变能力、记忆功能以及计划能力等，也会严重影响情绪。此外，还会导致免疫机能降低，加速原有疾病恶化，加速衰老进程，严重影响人们的身心健康。近年来，随着社会经济的发展，人们的生活压力明显增加，同时人类赖以生存的自然环境也发生了巨大的变化，使得人群中失眠症的发病率急剧上升，其危害程度也日益明显。中医学认为，不寐是机体在多种致病因素作用下脏腑阴阳失调、气血失和、阳不入阴所致。其病因不外素体虚弱、饮食劳倦、七情、六淫、内伤、久病和外伤等，其中以七情最为重要。西医治疗失眠主要采用安眠药物以及认知行为疗法，而安眠药物有其自身局限性存在，比如延续效应和蓄积作用，同时易产生依赖性、耐药性和戒断反应，并在一定程度上可影响认知功能和记忆功能。笔者认为，因为现代社会的发展和生活节奏的改变，患者往往因肝郁气滞，郁久化火，耗伤肾阴，心火偏亢，心肾不交，肾水难以上济于心，阳不入阴而不寐。镇心入寐汤以磁石、珍珠母、龙齿、石决明镇肝潜阳，入肝经安魂以抗制肝气之扰；酸枣仁、茯神、柏子仁养心益肝、安神助眠，使心神宁静而夜寐自安；川芎行气活血，远志安神益智，化痰开窍，以解痰瘀扰心之苦；生地黄、知母清热凉血、养肾之阴，以防虚火上扰；肉桂入肾经引火归原，佐黄连清心火，敛阳和阴；夜交藤、五味子养血、敛阴，宁心安神；合欢皮解郁安神；甘草补气和中，使脾健运而五脏安和。诸药合用，共奏阴阳和调之功效，使心神得安，夜寐安枕。

病案五

不寐（阴阳失调、心肾不交）

患者吕某，女，53岁。

初诊（2019年10月16日）：因家中琐事，情志不遂，出现失眠现象，伴有气短、胸闷、口干口苦、声音嘶哑、手足心热、怕冷汗出等症状，遂来就诊。舌红，苔白，脉细数。

西医诊断：失眠症。

中医诊断：不寐（阴阳失调、心肾不交）。

治法：调和阴阳、交通心肾。

方选桂枝加龙骨牡蛎汤加减，具体组方如下：桂枝10 g，炒白芍10 g，赤芍10 g，熟大黄10 g，枸杞子10 g，生龙骨15 g，生牡蛎15 g，石决明15 g，黄芩10 g，醋香附10 g，远志10 g，酸枣仁10 g，柏子仁10 g，茯神10 g，合欢皮10 g，钩藤15 g，首乌藤15 g，蒺藜10 g，菟丝子10 g，玄参10 g。上方诸药，水煎取汁300 mL，每日1剂，分3次服。

【按语】本方多用于虚劳、阴阳失调所致少腹弦急，多见于女子梦交，男子遗精。桂枝合白芍调和营卫，加龙骨、牡蛎重镇摄纳，使阴守于内而阳摄于外，所谓阴平阳秘，精神乃治。四药合用，重镇安神。黄芩泻上焦之火，香附疏肝理气，柏子仁、酸枣仁养肝血、安心神。远志助肾交心而定志；茯神宁心安神，首乌藤养血安神，钩藤清热平肝；蒺藜平肝解郁，肝气条达，肝体柔和，则心神安定，共奏安神之效。

病案六

不寐（肝郁脾虚证）

患者苏某，男，23岁。

初诊（2019年12月11日）：3个月前，患者因情志不遂，出现失眠、多梦，情绪低落、食欲减退，未予重视及系统治疗，症状持续加重，今日为求进一步中西医治疗，遂来就诊，经查体无明显阳性体征，舌红，苔薄白，脉弦细数。

西医诊断：

1.失眠症；

2.神经衰弱。

中医诊断： 不寐（肝郁脾虚证）。

治法： 疏肝解郁、和胃安神。

处方： 北柴胡10g，麸炒白术10g，法半夏10g，炒白芍10g，太子参15g，麸炒枳壳10g，醋香附15g，砂仁5g，陈皮10g，黄连10g，焦山楂10g，炒麦芽10g，知母10g，枸杞子15g，生龙骨15g，生牡蛎15g，石决明10g，乌梅10g，制远志10g，炒酸枣仁15g，炙甘草5g。水煎服，每日1剂，分2次服。

复诊： 2019年12月19日、2019年12月27日原方继服后症状基本消失。

病案七

不寐（脾肾两虚证）

患者杨某，男，51岁。

初诊（2019年2月20日）：近3年来出现眠差，伴有乏力、头晕，舌淡苔薄白，脉细。

西医诊断： 失眠症。

中医诊断： 不寐（脾肾两虚证）。

治法： 益气健脾、补肾安神。

处方： 生黄芪15g，太子参15g，玄参15g，墨旱莲30g，丹参15g，炒苍术10g，炒山药10g，麦冬10g，天冬10g，生地黄10g，熟地黄10g，北沙参15g，玉竹10g，黄精10g，天花粉10g，乌梅10g，炙甘草5g。上方诸药10剂，水煎服，每日1剂，分2次服，1次而愈。

【按语】 不寐多预后较好，但因尽早就医，干扰治疗，若不寐日久，多疗程较长，且因眠差，心血暗耗，治疗过程则较长，同时嘱患者调畅情志，适当配合中医气功导引之术，达到气血通畅，营卫相合，阴平阳秘，精神乃治。